Nブックス　実験シリーズ

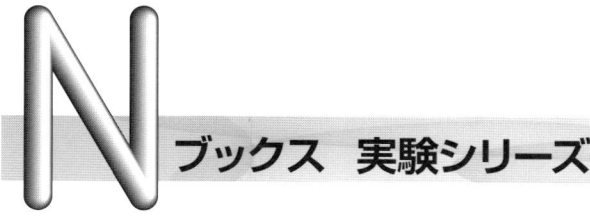

食品学実験

編著　青柳 康夫・有田 政信
共著　海老塚広子・小嶋 文博・川端 康之・竹山恵美子・中川 禎人
中河原俊治・福島 正子・間瀬 民生・三宅 義明・茂木 秀喜

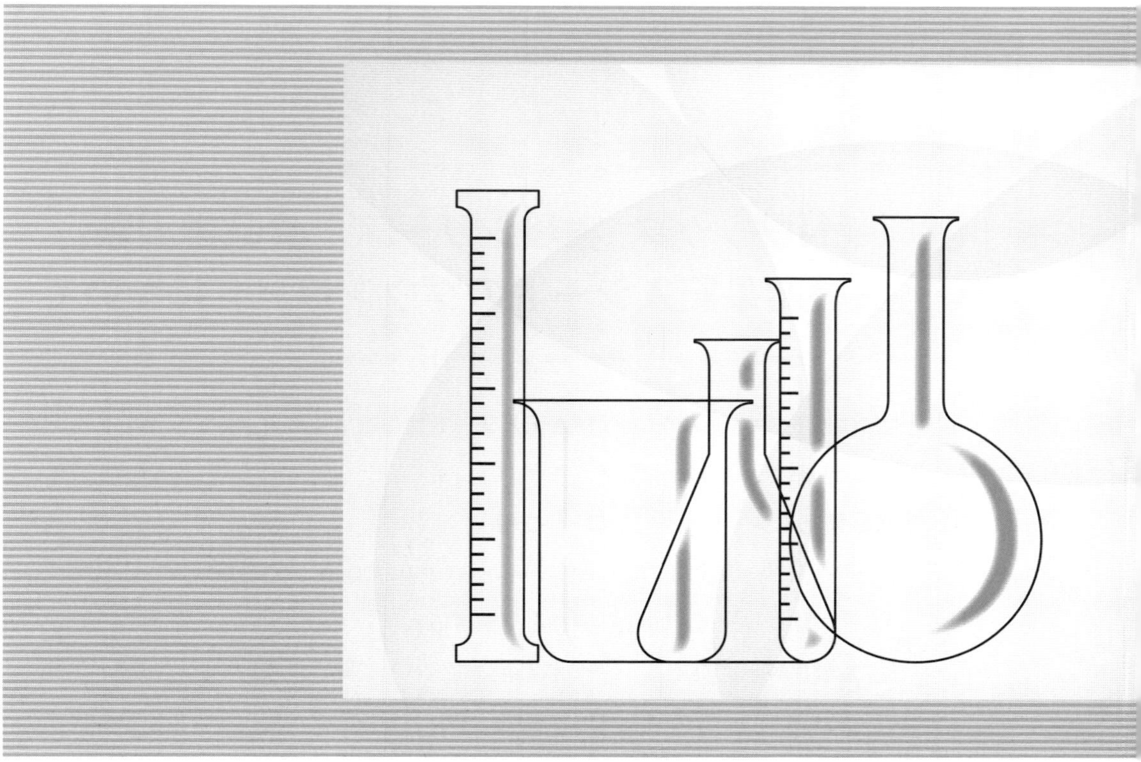

建帛社
KENPAKUSHA

『Nブックス 実験シリーズ　食品学実験』
実験結果記入シートのダウンロードについて

　本書に掲載した実験の「実験結果記入シート」を建帛社ホームページからダウンロードすることができます。ご活用下さい。

[実験結果記入シートのダウンロード方法]

① ホームページ（https://www.kenpakusha.co.jp/）の書籍検索から『Nブックス実験シリーズ　食品学実験』を検索します。

② 本書が表示されたら，さらに書籍詳細ページを開きます。

③ 書籍詳細ページにある「実験結果記入シート」のアイコンをクリックします。

④ PDFファイルが開きます。そこから必要なページをプリントしてお使い下さい。

　＊ PDFファイルを閲覧するためには，Adobe Readerが必要です。
　　 Adobe Readerは無償で配布されています。http://get.adobe.com/jp/reader/

はじめに

　本書は管理栄養士，栄養士養成課程の食品学教育のために編纂されたものである。すべての科学技術の分野でそうであるように，近年の食品生産や，加工貯蔵技術は著しく発展しており，また食品の品質解析や成分分析などの技術も急速に進歩している。食の専門家の養成を旨とする管理栄養士や栄養士教育では，当然その発展に追いつく内容が求められている。しかしながら現実を顧みれば，勉学する学生，生徒は過去と同じ12年の教育課程を経てきただけであり，最新の知識，技術を一気に詰め込むことは無謀であるといわざるを得ない。従来のこの分野の実験書を概観するに，多くは最新の技術を追うあまり難解になるか，それを恐れ，基礎的事項に終始するかのいずれかであるように思われる。また，彼らを教育する養成施設においてもカリキュラムの時間数が異なったり，施設設備において整備の重点が異なっており，遂行できる実験の項目には多くの制約が存在している。

　本書を編集するに当たっては，学生・生徒の現在の知識，能力に立脚し，それを最新の食品学の現場に無理なく導くことを目標とした。また，執筆者の所属する養成校のみならず，他の多くのシラバスを精査し，項目や内容を実際に即したものとするように努めたつもりである。そのための方策として，全体的に記述の簡潔さを徹底しわかりやすいものとしたこと，基礎知識を解説する項を設けたことなどの工夫をしている。さらには，新しい分析装置や機器のやさしい解説の章を設定し，最新の分析技術などの理解に近づけるようにした。

　このように意図して本書は編集されたものであるが，できあがったものを見てみるとまだ完全とは言えないようである。時に簡潔すぎて難解な記述が存在し，学生諸氏に苦痛を与えるのではないかと危惧する箇所や，平易に過ぎて現実の技術レベルと乖離すると思われる箇所もある。しかしながら，編者，執筆者一同，現在の管理栄養士，栄養士に対する食品学教育に本書が最適な役割を果たすことを真摯に念じており，それに免じてお許しを願えればと思う次第である。また今後，読者諸氏のご指導，ご教示により本書がより良いものになればと願っている。

　終わりに当たり，本書の編集に大変なご尽力を頂いた建帛社の松崎克行，宮﨑桂子両氏ならびに筑紫社長はじめ一同様に伏して感謝申し上げる。

　2009年3月

　　　　　　　　　　　　　　　　　　　　　　　　　　　　編者　青　柳　康　夫
　　　　　　　　　　　　　　　　　　　　　　　　　　　　　　　有　田　政　信

もくじ

第1章　食品学実験の基礎　　　　　　　　　　　　　　　　　　　　（青柳）

1．実験を始める前に　　　　　　　　　　　　　　　　　　　　　　　*1*
　　1　服装および安全についての注意　　　　　　　　　　　　　　　*1*
　　2　実験の記録　　　　　　　　　　　　　　　　　　　　　　　　*1*
　　3　レポート　　　　　　　　　　　　　　　　　　　　　　　　　*1*

2．器　　具　　　　　　　　　　　　　　　　　　　　　　　　　　*2*
　　1　ガラス器具　　　　　　　　　　　　　　　　　　　　　　　　*3*
　　2　測　容　器　　　　　　　　　　　　　　　　　　　　　　　　*3*
　　3　秤　量　器　具　　　　　　　　　　　　　　　　　　　　　　*4*

3．試　　薬　　　　　　　　　　　　　　　　　　　　　　　　　　*5*
　　1　溶液濃度の表し方　　　　　　　　　　　　　　　　　　　　　*5*
　　2　試薬の調製　　　　　　　　　　　　　　　　　　　　　　　　*5*

4．容　量　分　析　　　　　　　　　　　　　　　　　　　　　　　*7*
　　1　中　和　滴　定　　　　　　　　　　　　　　　　　　　　　　*7*
　　2　酸化還元滴定　　　　　　　　　　　　　　　　　　　　　　　*10*
　　3　キレート滴定　　　　　　　　　　　　　　　　　　　　　　　*12*
　　4　沈　殿　滴　定　　　　　　　　　　　　　　　　　　　　　　*13*

5．pHの測定　　　　　　　　　　　　　　　　　　　　　　　　　　*14*
　　1　pH試験紙によるpHの測定法　　　　　　　　　　　　　　　　*14*
　　2　pHメーターによるpHの測定法　　　　　　　　　　　　　　　*14*

6．検　量　線　　　　　　　　　　　　　　　　　　　　　　　　　*15*
　　1　検量線とは　　　　　　　　　　　　　　　　　　　　　　　　*15*
　　2　最小二乗法－検量線の最適化　　　　　　　　　　　　　　　　*15*

7．数　値　処　理　　　　　　　　　　　　　　　　　　　　　　　*16*
　　1　有　効　数　字　　　　　　　　　　　　　　　　　　　　　　*16*
　　2　数値の丸め方　　　　　　　　　　　　　　　　　　　　　　　*16*
　　3　平　均　値　　　　　　　　　　　　　　　　　　　　　　　　*17*
　　4　標　準　偏　差　　　　　　　　　　　　　　　　　　　　　　*17*
　　5　標　準　誤　差　　　　　　　　　　　　　　　　　　　　　　*17*

第2章　食品成分の性質と変化

1．水分活性の測定　　　　　　　　　　　　　　　　　　　　（中川）**18**
　　1　コンウェイ法によるAwの測定　　　　　　　　　　　　　　　*19*
　　2　水分活性計によるAwの測定　　　　　　　　　　　　　　　　*19*

2．アミノ酸・たんぱく質に関する実験　　　　　　　　　　　（茂木）**20**
　　1　アミノ酸・たんぱく質の定性　　　　　　　　　　　　　　　　*20*
　　2　食品からのたんぱく質の分離　　　　　　　　　　　　　　　　*22*

— *iii* —

3　アミノ態窒素の定量·················26
　　　4　たんぱく質の定量·················27
　3．脂質に関する実験·····················（福島・竹山）·····30
　　　1　化学的実験·····················（福島・竹山）·····30
　　　2　乳化の実験·····················（有田・海老塚）·····38
　4．炭水化物に関する実験·················（川端）·····40
　　　1　糖類の定性·····················40
　　　2　糖　の　定　量·····················42
　　　3　でん粉の分離と性質·················46
　　　4　でん粉の酵素分解と分解過程の追跡·········48
　　　5　ペクチンの分離・分析（ゲル化）···········50
　5．ビタミンCに関する実験·················（三宅）·····52
　　　1　お茶の浸出条件とビタミンC含量　HPLC法·····53
　　　2　もみじおろしのビタミンC含量　インドフェノール法·····56
　6．無機質に関する実験···················（三宅）·····59
　　　1　食塩の定量　モール法（沈殿滴定）·········59
　　　2　水の分析　キレート滴定··············61
　7．食品の色素と変色···················64
　　　1　アントシアン色素の抽出と確認···········（中河原）·····64
　　　2　ポリフェノール色素の抽出と確認··········（中河原）·····66
　　　3　カロテノイド色素の抽出と分離···········（中河原）·····68
　　　4　食品の褐変反応　カラメルの検出··········（中河原）·····70
　　　5　食品の褐変反応　アミノーカルボニル反応······（中河原）·····72
　　　6　食品の褐変反応　酵素的褐変反応··········（中河原）·····76
　　　7　ヘム色素の観察と測定···············（有田・海老塚）·····78
　　　8　クロロフィルの抽出と分離·············（有田・海老塚）·····80
　8．その他の成分に関する実験···············（有田・海老塚）·····82
　　　1　有機酸の定量···················82
　　　2　エタノールの定量·················84
　　　3　抗酸化試験（DPPHを使ったラジカル捕捉活性の測定）·····86

第3章　食品の品質検査　　　　　　　　　　　　　　　　（小嶋）

　1．魚介類の鮮度判定····················88
　　　1　酵素比色法によるK値の算出············89
　2．卵の鮮度判定·····················90
　　　1　比重法による鮮度判定···············91
　　　2　割卵検査（卵白係数・卵黄係数・卵質係数）による鮮度判定·····91
　3．乳と乳製品の品質判定·················92

1　アルコール試験 ……………………………………… 93
　　2　レサズリン試験 ……………………………………… 93

第4章　日本食品標準成分表の分析

1．試料の取り扱い ………………………………………（中川）…… **94**
　　1　試料の採取 …………………………………………… *94*
　　2　試料の調製 …………………………………………… *95*
　　3　試料の保存 …………………………………………… *96*
2．水　　　分 …………………………………………（中川）…… **96**
　　1　常圧加熱乾燥法 ……………………………………… *96*
3．たんぱく質 ………………………………………（福島・竹山）…… **101**
　　1　粗たんぱく質の定量 ………………………………… *101*
4．脂　　　質 ………………………………………（福島・竹山）…… **106**
　　1　脂質の定量 …………………………………………… *106*
5．炭 水 化 物 …………………………………………（三宅）…… **108**
　　1　糖質　アンスロン-硫酸法 …………………………… *108*
　　2　糖質　計算による方法 ……………………………… *110*
　　3　食物繊維の定量 ……………………………………… *111*
6．灰分と無機質 …………………………………………………… **114**
　　1　灰　　　分 ……………………………………（中川）…… *114*
　　2　乾式灰化による無機成分測定用試料溶液の調製 ……（中川）…… *115*
　　3　過マンガン酸カリウム滴定法によるカルシウムの定量
　　　　　　　　　　　　　　　　　　　　　　……………（中川）…… *116*
　　4　リンの定量 ……………………………………（福島・竹山）…… *119*
　　5　鉄 の 定 量 ……………………………………（福島・竹山）…… *121*
　　6　ナトリウムとカリウムの定量 ………………（福島・竹山）…… *124*

第5章　官 能 検 査　　　　　　　　　　　　　　　　（有田・海老塚）

1．目 的 と 型 …………………………………………………… **126**
2．パネルの構成 …………………………………………………… **126**
3．官能検査実施の手順 …………………………………………… **126**
4．官能検査の手法 ………………………………………………… **127**
　　1　2点識別・嗜好試験 ………………………………… *128*
　　2　3点識別・嗜好試験 ………………………………… *130*
　　3　順位をつける：Newell & MacFarlaneの検定表を用いる検定
　　　　　　　　　　　　　　　　　　　　　　…………………… *132*

第6章　食品の物性　　　　　　　　　　　　　　　　　　　　　　（小嶋）

1．実験を始める前に ……………………………………………… *136*
　　1　粘　　　度 ………………………………………… *136*
2．テクスチャーに関する実験 …………………………………… *138*
　　1　かまぼこのテクスチャー測定 …………………… *139*

第7章　分析機器の原理　　　　　　　　　　　　　　　　　　　　（間瀬）

1．吸 光 分 析 ……………………………………………………… *140*
　　1　分光光度計 ………………………………………… *140*
　　2　マイクロプレートリーダー ……………………… *141*
2．蛍 光 分 析 ……………………………………………………… *142*
　　1　蛍光光度計 ………………………………………… *142*
　　2　マイクロプレートリーダー ……………………… *143*
3．炎 光 分 析 ……………………………………………………… *144*
　　1　炎光分光光度計 …………………………………… *145*
4．原子吸光分析 …………………………………………………… *146*
　　1　原子吸光分光光度計 ……………………………… *147*
5．クロマトグラフィー …………………………………………… *148*
　　1　平面上で行うクロマトグラフィー ……………… *149*
　　2　カラムクロマトグラフィー ……………………… *150*
　　3　ガスクロマトグラフィー（GC） ………………… *151*
　　4　ガスクロマトグラフ質量分析計（GC－MS） …… *152*
6．電 気 泳 動 ……………………………………………………… *153*
　　1　ゲル電気泳動 ……………………………………… *154*
　　2　キャピラリー電気泳動 …………………………… *155*

参　考　表 ……………………………………………………………… *159*
さ く い ん ……………………………………………………………… *163*

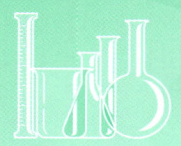

第1章　食品学実験の基礎

1．実験を始める前に

　実験の目的と内容をよく理解し，安全に細心の注意を払って行う。また，過程を正確・詳細に記録し，レポートの作成を行う。

1 服装および安全についての注意

- 安全のために白衣を着用し，靴はかかとが低く，すべらないものを履く。
- 長い髪は引っかかったり，火を使うとき危険であるため，束ねるか，かぶり物をする。
- 危険な実験には，安全眼鏡や適当な材質の手袋を着用するなど，安全に配慮した衣装とする。
- 実験台上や周囲は整理整頓し，清潔な環境とする。
- 火を使うときは，周囲に可燃性の有機溶媒（エーテル，アセトン，エタノールなど）がないことを確認する。また，マッチの燃えかすなどは完全に消火したことを確認する。
- 衣服に引火したときは頭から水をかぶるか，床に転がって消火する。
- 火傷をしたときは，一刻も早く，氷水などで冷やす。また，濃い酸やアルカリが皮膚についたときはすぐに水で洗う。
- けがをしたときの応急処置法を知っておく。
- 消火器の設置場所，その操作法，非常口などの確認をしておく。
- 指導者の指導や注意に従い，私語を慎んで真剣に実験に取り組む。

2 実験の記録

- 実験ノートを準備し，小さなメモ用紙などに記録しない。
- 結果はありのままに，正確に記録する。　　●実験過程の細かなことでもその都度記録する。
- グループ実験であっても，記録は各自全員が行い，それに基づいてレポートを作成する。

3 レポート

- 化学実験のレポートは正確・簡潔に書かなければならない。また，データの改変などは決してしてはならない。
- レポートの記載事項は，一般的に，標題，所属・氏名，目的または緒言，実験方法，結果，考察，参考文献などである。
  - ・目的または緒言：その実験はなぜ行うのか，その実験により何を明らかにするのかなどを記す。
  - ・実験方法：その実験で用いた試薬，器具，装置について記し，次にその方法を正確・簡潔に記す。この項はほかの実験者が追試できるということが基本である。また，行ったことの報告であるから，文体は過去形になる。
  - ・結　果：表やグラフを用いてわかりやすいものとする。データの数値は有効数字に則ったものとする。また，文体は過去形となる。
  - ・考　察：その実験から何が明らかになったか，疑問点は何かなどを論理的に記す。集団による学生実験などでは，反省や，感想なども加えてよい。
  - ・参考文献：実験を行うに当たって，またはレポートを作成したときに参考としたものを記す。標題，著者名，書名または雑誌名，巻，ページ，発行年などの書誌事項を記す。

2. 器　　具

食品学実験に用いられる主な器具を図1-1に示す。

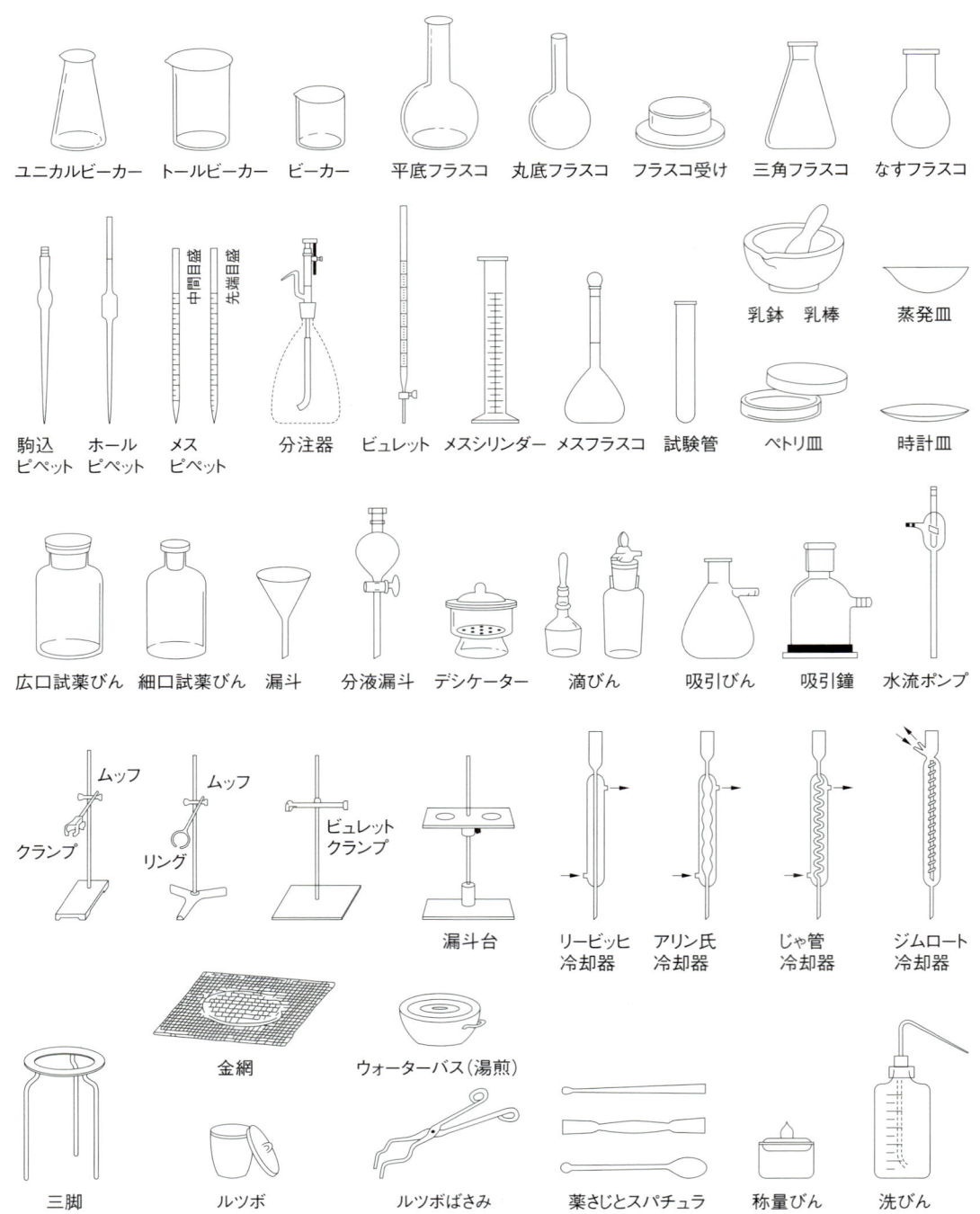

図1-1　食品学実験で使用する主な器具

1 ガラス器具

ガラス器具は清浄なものを用いなければならない。そのため，清浄であると確認されたもの以外は実験に先立って完全に洗浄する。また，実験後速やかに洗浄し，次の実験に供する。
- 一般のガラス器具類は水洗後，洗剤を用いてブラシで内外を洗い，水道水でよくすすいだ後，純水をかける。
- 洗剤で落ちないものは有機溶剤，酸，アルカリなどで洗浄する。なお，漬けておくだけで強力に汚れを落とす洗剤などが市販されている。
- 測容器や分光光度計のセルなど傷をつけると支障のあるものは，ブラシや研磨性洗剤を用いない。
- 乾燥は風乾するか，80℃以下の乾燥機で乾燥する。なお，測容器は50℃以下で乾燥する。

2 測容器

測容器は液体や粉末あるいは粒状の固体の一定容積を取るためのものであるが，化学実験では主に液体を取るときに用いられる。
- 標線まで入っている液を，流し出したときの液量が表示容積となるもの：メスシリンダー，メスピペット類，ビュレット
- 標線まで満たしたとき，内容物が一定容積となるもの：メスフラスコ，ホールピペット

(1) 目盛の読み方
水銀を除くほとんどの液体はメニスカスの最下部を標線に合わせる。目線は標線と水平にする。

(2) ピペット類の使い方
- 乾燥したものか，濡れている場合は共液洗浄したものを使用する。
- 採取する液中に深く入れ，口で吸う。また，危険な薬品の場合は安全ピペッターを用いる。
- 標線より少し上まで吸い上げ，人差し指で押さえる。次いで押さえを弛めて液を流下させ，標線に合わせる。
- ピペット先端を容器の縁で拭い先端周りの水滴をとり，採取容器に自然に流下させる。
- メスピペットではそのまま所定の目盛で止める。ホールピペットでは流下した後，上部を指で塞ぎ，胴体部分を一方の手のひらで暖めて先端に残った液を押し出す。吹いて出さない（図1-2）。

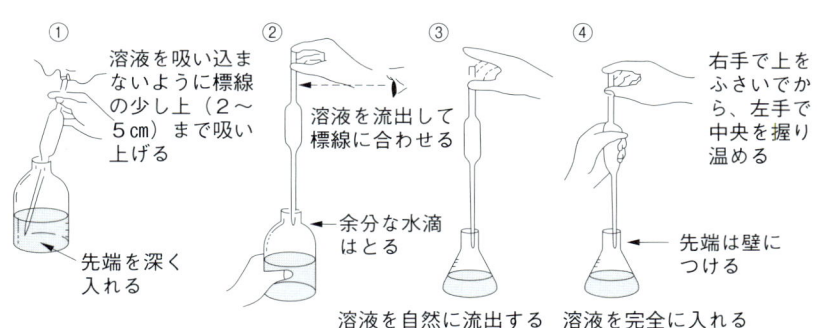

図1-2　ホールピペットの扱い方

（3）メスフラスコの使い方

- 乾いたものを使う。定容とする溶媒で濡れているものは，共液洗浄をする必要はない。
- 定容にする溶媒を九分目程度まで入れ，栓をして転倒混和する。内容物の温度が室温と同じになった後，標線まで溶媒で満たし，さらに混和する。

（4）ビュレットの使い方

- 滴定に用いる。
- 乾いたもの，あるいは濡れているものは共液洗浄して用いる。
- 小さい漏斗かビーカーを用いてビュレットに液を入れ，活栓を全開して液を流出させ，ビュレット先端に気泡がないように準備する。ビュレットを台に固定し，目盛を読む。最小目盛の1/10まで読めるので，0.1mL刻みの目盛がついている場合には0.01mLまで読む。流出速度は0.5mL/秒以内になるようにし，滴定が終了したらもう一度目盛を読み，この値から滴定前の値を差し引くことにより滴定量が得られる（図1-3）。

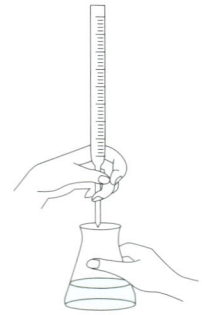

図1-3　滴定操作

3　秤量器具

秤量器具には，上皿天秤や精密な秤量のできる直示天秤，電子天秤などがある。最近は，電子天秤が主流となっている。

電子天秤

質量を電気量に変換し，デジタル表示する天秤である。秤量精度や使い勝手により分析用電子天秤，上皿電子天秤などがある。

- 天秤台のような，振動しづらい場所に水平に設置する。
- 皿の上部はもちろんのこと，天秤内部はごみなどがないように清潔に使う。
- 機種により使用法が異なるので，取扱説明書に従って操作する。

3. 試　　薬

1 溶液濃度の表し方

　溶液（solution）とは，溶質（solute）が溶媒（solvent）に溶解したものであり，「溶液＝溶質＋溶媒」の関係にある。溶媒が水のときが水溶液である。それぞれの単位のとり方により，さまざまな表示がある。

（1）パーセント濃度（%，Parts per cent）

　質量（重量）パーセント（w/w%）：溶液（あるいはすべての物品）の質量（weight）100g 中に含まれる溶質（あるいは成分）の質量g数。溶液だけでなく食品中の成分濃度や試薬の純度などを表すのに，広く用いられる。

　質量/体積（重量/容量）パーセント（w/v%）：溶液 100mL（volume）中に含まれる溶質の質量 g 数。実験室でつくられるパーセント濃度の試薬は，これで表示されることが多い。

　体積（容量）パーセント（v/v%）：溶液 100mL 中に含まれる溶質の容量 mL 数。アルコールのような液体試薬を希釈する場合などに用いられる。酒の度数はこれである。

（2）希薄な濃度の表示法

　百万分率濃度（ppm，Parts per million）：百万 g または百万 mL 中の溶質の g または mL 数。希薄な水溶液では溶液の密度は 1g/mL と仮定されるので質量 ppm と質量/体積 ppm は等しい。百万分の一と記憶すれば次のように換算されるので便利である。

$$1g / 1,000,000mL = 1,000mg/1,000,000mL = 1mg/1,000mL = 0.001mg / 1mL = 1\mu g/1mL$$

　十億分率濃度（ppb，Parts per billion）および一兆分率濃度（ppt，Parts per trillion）：ppm と同じように換算すれば使いやすい。

（3）モル濃度（mol/L，M）

　モルとは原子や分子 6.02×10^{23} 個（アボガドロ数）のことであり，どの物質でも同じである。しかし，1モルの質量は物質により異なり，その原子量や分子量，式量にグラム単位をつけたものとなる。例えば，水1モルとは水の分子 6.02×10^{23} 個のことであり，その質量は（水の分子量が18であるので）18gである。

　モル濃度とは溶液1L中に溶解している溶質のモル数（物質量）のことである。例えば，1mol/L 硫酸とは 1L 中に 6.02×10^{23} 個の硫酸（分子量 98.08，すなわち 98.08g）が溶解している溶液のことである。

（4）モル分率

　混合物や溶液中の物質の，全モル数に対する各物質のモル数の割合。例えば，水1モル（18g）とエタノール1モル（46g）を混ぜた溶液の，エタノールのモル分率は50%である。

2 試薬の調製

　分析に用いる水溶液や種々の溶媒により溶液を調製する場合，用いる水や有機溶媒の純度が重要である。通常使われる水は蒸留水や脱イオン水であるが，例えば微量の無機質の分析では，逆浸透膜で精製した超純水を用いなければならない。また，有機溶媒にも種々の純度のものがあり，実験目的に合ったものを用いる必要がある。

　調製した試薬を保管する容器は通常ガラスびんが用いられるが，過マンガン酸カリウムのように光で

変質する試薬の場合，褐色びんを用いなければならない。また，ナトリウムやカリウムの分析ではガラス容器からナトリウムやカリウムが溶出するので，プラスチック製の容器を用いる。試薬の容器には調製後直ちに，試薬名，濃度，調製日，調製者名を記したラベルを貼る。

（1）標準溶液

濃度が正確にわかっている溶液を標準液という。容量分析では，酸・アルカリ滴定，酸化還元滴定，キレート滴定用などの滴定用溶液（規定液）が用いられるが，これら滴定用溶液の正確な濃度値の決定（標定）に容量分析用標準物質が用いられる。日本工業規格（JIS）ではJIS K 8005容量分析用標準物質として11種の物質を一次標準物質として規定している。これらの物質を規定されている乾燥法に従って乾燥した後，正確に秤取して溶解し，メスフラスコを用いて定容したものが一次標準溶液である。

主な一次標準物質とその乾燥法は以下のようである。

亜鉛（Zn）：99.99％以上，塩酸（1＋3），水，エタノール（99.5％，JIS K 8101），ジエチルエーテル（JIS K 8103）で順次洗い，直ちにデシケーターに入れて，約12時間保つ。

塩化ナトリウム（NaCl）：99.98％以上，600℃で約60分間加熱した後，デシケーターに入れて放冷する。

シュウ酸ナトリウム（NaOCOCOONa）：99.95％以上，200℃で約60分間加熱した後，デシケーターに入れて放冷する。

炭酸ナトリウム（Na_2CO_3）：99.97％以上，600℃で約60分間加熱した後，デシケーターに入れて放冷する。

二クロム酸カリウム（$K_2Cr_2O_7$）：99.98％以上，めのう乳鉢で軽く砕いた後，150℃で約60分間加熱した後，デシケーターに入れて放冷する。

塩酸，硫酸，水酸化ナトリウム，過マンガン酸カリウムなど，正確に秤量しても正確な濃度の溶液がつくれないものについては，おおよその濃度のものを作成し，一次標準溶液を用いて標定して正確な濃度を求める。このようにして作成した標準溶液を二次標準溶液という。

（2）力価（ファクター：F）

標準溶液の濃度は力価で示される。力価とは表示の濃度と実際の濃度の比であり，例えば表示が0.1mol/L 塩酸の実際の濃度が0.1025mol/Lであった場合，力価は 0.1025／0.1 ＝ 1.025 である。そこでこの標準溶液の濃度は 0.1mol/L 塩酸 F＝1.025 と表示される。

（3）よく使う一次標準溶液の調製

0.05mol/L 炭酸ナトリウム標準溶液：前記のように乾燥した特級の炭酸ナトリウム約5.3gを精秤する。これを，あらかじめ沸騰し，さまして二酸化炭素を除いた水に，溶解して1Lとする。この溶液の力価は　秤量値／理論値（5.2994g）となる。

0.05mol/L シュウ酸ナトリウム標準溶液：前記のように乾燥した特級シュウ酸ナトリウム約6.7gを精秤する。これを水に溶解して1Lとする。この溶液の力価は　秤量値／理論値（6.6999g）となる。

1/60mol/L 二クロム酸カリウム標準溶液：前記のように乾燥した二クロム酸カリウム約4.9gを精秤し，水で1Lに定容する。この溶液の力価は　秤量値／理論値（4.9031g）となる。

0.01mol/L 塩化ナトリウム標準溶液：前記のように乾燥した特級塩化ナトリウム約0.58gを精秤し，水で1Lに定容する。この溶液の力価は　秤量値／理論値（0.5844g）となる。

4. 容量分析

　容量分析とは，濃度未知の試料溶液の一定量と濃度既知の標準溶液の間に，中和，酸化還元，キレート形成，沈殿形成などの化学反応を起こさせ，ちょうど反応した点（当量点という）の両者の体積比から試料溶液の濃度を求める方法である。この分析は通常，ホールピペットなどで一定量採取した試料溶液に，ビュレットやメスピペットより標準溶液を一滴ずつ滴下して反応させる。反応の種類により，中和滴定，酸化還元滴定，キレート滴定，沈殿滴定などがある。

※ 目　的
　指示薬や反応終了時の液色の変化より，当量点を見いだす（この操作を滴定という）。

準備する器具
- □ ビーカー（1L, 50mL）　　□ 三角フラスコ（200mL, 共栓つき 300mL）　　□ メスフラスコ（200mL）
- □ メスシリンダー　　　　　　□ 駒込ピペット　　　　　　　　　　　　　　□ ホールピペット
- □ ピペット台　　　　　　　　□ ビュレット　　　　　　　　　　　　　　　□ ビュレット台
- □ 蒸発皿　　　　　　　　　　□ ガラス棒　　　　　　　　　　　　　　　　□ 試薬びん（1L）
- □ 上皿天秤　　　　　　　　　□ ウォーターバス

準備する装置
- □ 精密電子天秤

1 中和滴定

　中和とは酸と塩基が反応して水と塩を生成する反応である。例えば，塩基の一次標準液である炭酸ナトリウムと硫酸は以下のような反応式となり，互いに等しいモル数で中和する。

$$Na_2CO_3 + H_2SO_4 \rightarrow H_2O + CO_2 + Na_2SO_4$$

　中和滴定は適当な指示薬やpHメーターを用いて当量点を見いだす。ここでは，二次標準溶液の硫酸溶液と水酸化ナトリウム溶液を調製し，その力価を中和滴定により求める実験を行う。滴定操作は最低2回同じ組み合わせで行い，データは平均する。

準備する試薬
- □ 0.05mol/L 炭酸ナトリウム標準溶液　　　　□ 濃硫酸　　□ 水酸化ナトリウム
- □ 指示薬（メチルオレンジ，フェノールフタレイン）

📖 基礎知識

指示薬
　図1-4は塩酸と水酸化ナトリウム（強酸対強塩基），酢酸と水酸化ナトリウム（弱酸対強塩基），硫酸と炭酸ナトリウム（強酸対弱塩基）の中和滴定のpH変化を示した滴定曲線である。中和滴定では当量点の前後でpHが大きく変化する。このpHの急変時にちょうど変色する指示薬を選択して使用するとよい。
　強酸対強塩基ではpHの急変域が広いので表1-1のどの指示薬でも可，強酸対弱塩基ではメチルオレンジ，弱酸対強塩基ではフェノールフタレインが一般的である。また，単一の指示薬の変色域はpHの幅が比較的広いので，2種類の指示薬を混合して変色域の狭い，鋭敏に変色する混合指示薬も用いられる。よく用いられる混合指示薬を表1-2に示す。

力価の計算

濃度の計算では「濃度 × 全体量 ＝ 中身の量」という基本則を適用して計算式を立てるとよい。

中和は酸と塩基が反応して水ができる反応であるので，次のように表される。

$$H^+ + OH^- \rightarrow H_2O$$

すなわち，酸から生成するH^+と塩基から生成するOH^-の物質量（モル数）が等しいとき中和する。これより，濃度C（mol/L），n価の酸 VmL より生成するH^+の物質量 $C \times n \times V/1{,}000$ mol は，濃度C'（mol/L），n'価の塩基 V'mL より生成するOH^-の物質量 $C' \times n' \times V'/1{,}000$ mol と等しいという方程式が成立する。

$$C \times n \times V/1{,}000 = C' \times n' \times V'/1{,}000$$

このとき濃度Cは 表示濃度 × 力価F，濃度C'は 表示濃度 × 力価F'であるので，以下の式で力価が計算できる。

$$\text{酸の表示濃度} \times F \times n \times \frac{V}{1{,}000} = \text{塩基の表示濃度} \times F' \times n' \times \frac{V'}{1{,}000}$$

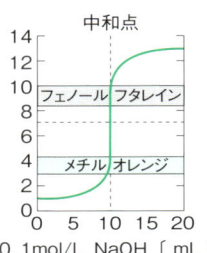 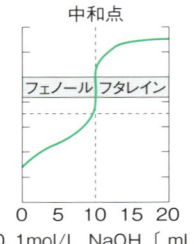 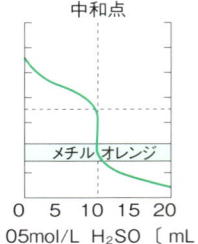 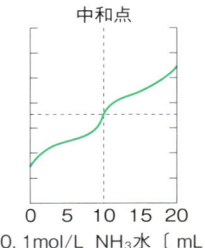

0.1mol/L HCl 10mL を 0.1mol/L NaOHで滴定したときの中和滴定曲線	0.1mol/L CH₃COOH 10mL を 0.1mol/L NaOHで滴定したときの中和滴定曲線	0.05mol/L H₂SO₄ 10mL を 0.05mol/L Na₂CO₃で滴定したときの中和滴定曲線	0.1mol/L CH₃COOH 10mL を 0.1mol/L NH₃水で滴定したときの中和滴定曲線
強酸と強塩基	弱酸と強塩基	強酸と弱塩基	弱酸と弱塩基

図1-4　中和滴定曲線

表1-1　主な中和滴定用指示薬

指示薬	酸性側色	変色域（pH）	アルカリ性側色
メチルオレンジ	赤色	3.1〜4.4	黄色
メチルレッド	赤色	4.2〜6.2	黄色
ニュートラルレッド	赤色	6.8〜8.0	黄色
フェノールフタレイン	無色	8.2〜9.8	赤色
チモールフタレイン	無色	9.3〜10.5	青色
リトマス	赤色	4.5〜8.3	青色

表1-2　主な中和滴定用混合指示薬

指示薬	容量混合比	酸性側色	変色点（pH）	アルカリ性側色
ブロムクレゾールグリーン 0.1%，95%エタノール	3	赤紫色	5.1	緑色
メチルレッド 0.2%，95%エタノール	1			
メチルレッド 0.2%，95%エタノール	1	赤紫色	5.4	緑色
メチレンブルー 0.1%，95%エタノール	1			
ニュートラルレッド 0.1%，95%エタノール	1	青紫色	7.0	緑色
メチレンブルー 0.1%，95%エタノール	1			
チモールブルー 0.1%，50%エタノール	1	黄色	9.0（緑色）	紫色
フェノールフタレイン 0.1%，50%エタノール	3			

（1）0.05mol/L 硫酸標準溶液の調製

市販濃硫酸を希釈して 1L の 0.05mol/L 硫酸溶液を調製し，0.05mol/L 炭酸ナトリウム標準溶液で標定して力価を求める。

❶ ビーカー（1L）に純水 200mL を入れ，そこに駒込ピペットを用いて市販濃硫酸 2.9mL を加えて混合する

❷ メスシリンダーで水を加え，全量を 1L とする

❸ 乾いた試薬びんに移し，ラベルを貼る

❹ 三角フラスコ（200mL）に，炭酸ナトリウム標準溶液20mLをホールピペットでとり，指示薬にメチルオレンジ1～2滴を加える

❺ ビュレットに希釈硫酸溶液を入れ，滴定する
終点では黄から橙色に変色する

> **ワンポイントアドバイス**
> 標定するので硫酸採取量や全量は厳密でなくともよい。

☞ 濃硫酸に水を加えてはならない。

☞ 三角フラスコは水で濡れていてもよいが，ピペットおよびビュレットは乾いているものを用いるか，共液洗いする。

☞ メチルオレンジは少ないほうが変色がわかりやすい。

（2）0.1mol/L 水酸化ナトリウム標準溶液の調製

❶ 上皿天秤を用いて粒状水酸化ナトリウム試薬 4g を秤量し，ビーカー（1L）にとる

❷ 水 1L をメスシリンダーで加え，ガラス棒でかき混ぜ，溶解する

❸ 乾いた試薬びんに移し，ラベルを貼る

❹ 三角フラスコ（200mL）にホールピペットで 0.05mol/L 硫酸標準溶液 20mL をとる

❺ ビュレットに希釈水酸化ナトリウム溶液を入れ，指示薬にフェノールフタレインを用いて滴定する

> **ワンポイントアドバイス**
> 水酸化ナトリウムは潮解するので手早く秤量する。

☞ 淡紅色が10秒間消えない時点を滴定終点とする。

2 酸化還元滴定

酸化還元反応を利用して目的成分の定量を行う方法で，過マンガン酸カリウム滴定やチオ硫酸ナトリウムによるヨウ素滴定などがある。

（1）過マンガン酸カリウム滴定
　　　0.02mol/L 過マンガン酸カリウム標準溶液の調製と標定

準備する試薬
□ 0.05mol/L シュウ酸ナトリウム標準溶液　　□ 過マンガン酸カリウム　　□ 6倍希釈硫酸

基礎知識

力価の計算

シュウ酸ナトリウムと過マンガン酸カリウムの化学反応式は以下のようである。

$$5Na_2(COO)_2 + 2KMnO_4 + 8H_2SO_4$$
$$\rightarrow 2MnSO_4 + 5Na_2SO_4 + K_2SO_4 + 10CO_2 + 8H_2O$$

これより，シュウ酸ナトリウムと過マンガン酸カリウムの物質量の比が5：2となる方程式が成立するので，これより力価が計算できる。

① 特級過マンガン酸カリウム3.5gを上皿天秤で秤量し，純水に溶かして1Lに定容する

② 約15分間煮沸した後，冷暗所に一昼夜放置し，その後ガラスフィルターでろ過する
　褐色びんに入れて暗所に保管する

　ワンポイントアドバイス
　過マンガン酸カリウムの分子量は158.03である。また，この反応は硫酸酸性下で進行する。

③ 三角フラスコ（200mL）に0.05mol/L シュウ酸ナトリウム標準溶液10mLをホールピペットでとり，6倍希釈硫酸約5mLを駒込ピペットで加える

☞ 過マンガン酸カリウムは光に対し不安定である。

④ 三角フラスコを湯浴上で60〜70℃に加温し，熱いうちにビュレットより過マンガン酸カリウム標準溶液を滴下する

☞ 冷えると反応が遅くなり，変色が緩慢になるので，温め直して，滴定を継続する。

⑤ 淡紅色が10秒間消えない時点を滴定終点とする

⑥ ブランク試験として，シュウ酸ナトリウム標準溶液の代わりに純水を用いて同様の滴定を行う

☞ 本試験の滴定値とブランク試験の滴定値の差が滴定値となる。

（2）ヨウ素滴定
0.1mol/L チオ硫酸ナトリウム標準溶液の調製と標定

チオ硫酸ナトリウム（$Na_2S_2O_3$）はヨウ素（I_2）を還元してI^-イオンとするので，ヨウ素をでん粉指示薬で検出することにより，ヨウ素を滴定できる。二クロム酸カリウム標準溶液でヨウ化カリウムより生成する一定量のヨウ素を滴定することにより，チオ硫酸ナトリウム標準溶液の標定を行う。

準備する試薬
- □ 1/60mol/L 二クロム酸カリウム標準溶液
- □ 濃塩酸
- □ ヨウ化カリウム
- □ 1％でん粉溶液

基礎知識

力価の計算

二クロム酸カリウムとヨウ化カリウムの反応およびヨウ素とチオ硫酸ナトリウムの反応の反応式は以下のようである。

$$K_2Cr_2O_7 + 6KI + 14HCl \rightarrow 8KCl + 2CrCl_3 + 3I_2 + 7H_2O$$

$$I_2 + 2Na_2S_2O_3 \rightarrow 2NaI + Na_2S_4O_6$$

これより二クロム酸カリウムとチオ硫酸ナトリウムの物質量の比が 1：6 となる方程式が成立するので，力価が計算できる。

この滴定はソモギー法による還元糖の定量や，油脂の過酸化物価の測定などに応用されている。

❶ チオ硫酸ナトリウム5水和物（$Na_2S_2O_3 \cdot 5H_2O$）25g と炭酸ナトリウム 0.2g を，煮沸冷却した純水（脱炭酸水）1L に溶解する

> **ワンポイントアドバイス**
> この調製法は日本薬局方によっている。

❷ イソアミルアルコール 10mL を加えてよく混ぜ，栓をして2日間放置する
これをチオ硫酸ナトリウム標準溶液とする

❸ 三角フラスコ（共栓つき 300mL）に 1/60mol/L 二クロム酸カリウム標準溶液 25mL をホールピペットでとり，これに濃塩酸 5mL を駒込ピペットで加え，さらにヨウ化カリウム約 2g を加えた後，栓をして振り混ぜ約5分間放置する

❹ 純水約 100mL を添加後，ビュレットよりチオ硫酸ナトリウム標準溶液を滴下し滴定する

☞ 1％でん粉溶液のつくり方
水 80mL とでん粉 1g を混合し，加熱溶解する。塩化ナトリウム 20g を加えて全量を 100mL とする。

❺ 溶液が淡黄緑色となったところで指示薬のでん粉溶液 1mL を加え，滴定を継続する
紺色が消え，淡緑色となった時点を滴定終点とする

☞ でん粉溶液は最初から入れない。これは濃いヨウ素がでん粉のらせん構造に入り込むため，滴定値が不正確になるからである。

3 キレート滴定

キレート滴定はキレート試薬と金属イオンが反応して，錯化合物（キレート）を生成するのを利用して，金属イオンを定量する方法である。通常エチレンジアミン四酢酸（EDTA）がキレート剤として用いられる。この滴定には金属指示薬が指示薬として用いられる。金属指示薬はEDTAよりも結合力の弱いキレート剤であり，遊離体とキレート形成時の色が異なることから，指示薬となる。

0.01mol/L EDTA 標準溶液の作製と標定

準備する試薬
- □ 一次標準亜鉛粉末（原子量 65.409）
- □ 特級エチレンジアミン四酢酸二ナトリウム二水和物（EDTA・2Na・2H$_2$O，分子量 372.24）
- □ 6mol/L 塩酸
- □ 3mol/L アンモニア水
- □ pH10 NH$_4$Cl-NH$_3$緩衝溶液
- □ BT指示薬

基礎知識
キレート滴定はミネラルや水の硬度の測定などに用いられる。

実験1：通常の 0.01mol/L EDTA標準溶液の作製
1. EDTA・2Na・2H$_2$Oを80℃で3時間乾燥し，デシケータ中で放冷する
2. 3.7224g を精秤し，水に溶かして 1L とする

> ワンポイントアドバイス
> 通常の分析は乾燥したEDTAを精秤して標準とするが，特に精密な分析をするときは標定する。

実験2：0.01mol/L Zn標準溶液の作製
1. ビーカー（小）に亜鉛粉末約 0.16g を精秤する
2. 6mol/L 塩酸で溶かし，完全に溶解したらメスフラスコで 250mL とする　☞必要最小限の量で溶かす。

実験3：EDTA標準溶液の標定
1. Zn標準溶液 20mL をホールピペットで三角フラスコ（200mL）にとる
2. 3mol/L アンモニア水を少量ずつ加え，一度生じたZn(OH)$_2$の沈殿が溶けたならば，pH10 NH$_4$Cl－NH$_3$緩衝溶液 2～3mL と，BT指示薬数滴を加える
3. EDTA溶液を滴下し，赤色が青色となる時点を滴定終点とする

4 沈殿滴定

沈殿滴定は目的成分が沈殿となることを利用する滴定法で，塩素イオンの量より食塩量を定量するモール法がよく用いられる。

0.01mol/L 硝酸銀溶液の調製と標定

準備する試薬

□ 0.01mol/L 塩化ナトリウム標準溶液　　□特級硝酸銀　　□ 5％クロム酸カリウム溶液

基礎知識

消費された塩化ナトリウム量

沈殿滴定のモール法は，硝酸銀（$AgNO_3$，式量 169.87）と塩化ナトリウム（$NaCl$）の反応によって生じる塩化銀（$AgCl$）の白色沈殿の生成を用いている。マイクロビュレットより硝酸銀を滴下すると，試料溶液中の塩化ナトリウムと反応して塩化銀（$AgCl$）の白色沈殿が生じる。過剰に滴下された硝酸銀は，あらかじめ指示薬として添加されているクロム酸カリウム（$KCrO_4$）と反応して赤褐色沈殿を生じる。この赤褐色沈殿を指標に終点とし，硝酸銀により消費された塩化ナトリウム量を求めることができる。

化学反応は以下のようになる。

$$NaCl + AgNO_3 \rightarrow AgCl \downarrow + NaNO_3$$
　　　　　　　　　　白色沈殿

$$2AgNO_3 + KCrO_4 \rightarrow Ag_2CrO_4 \downarrow + 2KNO_3$$
　　　　　　　　　　赤褐色沈殿

❶ 硝酸銀約 1.6g を量りとり，純水に溶かして 1L とする
　褐色びんに入れ，冷暗所に保管する

❷ 三角フラスコ（200mL）に塩化ナトリウム標準溶液 25mL をホールピペットで入れ，クロム酸カリウム溶液 1mL を駒込ピペットで加える

❸ 褐色ビュレットより硝酸銀溶液を滴下し，白色沈殿の後生じる赤褐色が 15 秒間消えない時点を滴定終点とする
　精密分析ではブランク試験を行う

> **ワンポイントアドバイス**
> 終点の判定が困難であるので，あらかじめ，赤褐色まで滴定し，はっきりとした終点の色を確認しておくとともに，赤褐色となっていないものを横に並べて，比較しながら滴定するとよい。

5. pHの測定

水溶液の酸性，塩基性（アルカリ性）の程度を示す指標が水素イオン指数（pH）である。

塩酸や酢酸などの酸は水溶液中でイオンに分かれ，水素イオンを生ずる。一方，水酸化ナトリウムのような塩基は水酸化物イオンを生ずる。すなわち，水溶液中で水素イオンの濃度が水酸化物イオンの濃度よりも高い状態を酸性，逆を塩基性といい，等しい状態を中性という。

水の水素イオン濃度［H^+］と水酸化物イオン濃度［OH^-］には，

$$[H^+][OH^-] = K[H_2O] = Kw$$

の関係がある。この式で電離していない水の濃度［H_2O］は，水の電離度が非常に低いため全体の水の濃度と同じと考えてよく，一定とみなされる。すなわち，水のイオン積 Kw は一定温度で，一定値を示し，25℃で 1×10^{-14}（mol/L）である。純水では［H^+］と［OH^-］が等しいので，それぞれ 1×10^{-7} となる。

水溶液の酸性，塩基性の程度は水素イオン濃度，水酸化物イオン濃度どちらでも表すことができるが，水素イオン濃度の逆数の常用対数を用いて表すことが多く，これをpHという。

$$pH = \log 1/[H^+] = -\log [H^+]$$

すなわち，中性でのpHは $-\log 10^{-7} = 7$ で，7より小さければ酸性，大きければ塩基性となる。

1 pH試験紙によるpHの測定法

BPB（ブロムフェノールブルー）のような色素はpHによって分子構造が変わり変色する。このような色素を酸塩基指示薬という。したがって，適当な色素を用いれば溶液のpHを知ることができる。

酸塩基指示薬を適当に組み合わせて，ろ紙などにしみ込ませて乾燥したものがpH試験紙である。1つの試験紙でpH1～14の範囲を測定できる万能pH試験紙や，pHの範囲により別々の試験紙を用いるものなどが標準色調とセットで市販されている。

小さく切った試験紙の一片をピンセットで挟み，一方の端を試料溶液に浸け，色調を標準と比較してpHを測定する。

> **ワンポイントアドバイス**
> 試験紙全体を浸けないこと。

2 pHメーターによるpHの測定法

ガラス電極を用いたものが一般的である。薄いガラス膜を境に2つの溶液が接するとき，両液間のpHに差があると電位差が生じる。このとき電極内のpHが既知ならば電位差より試料液のpHが測定できる。機種により操作方法が異なるので，それぞれの取扱説明書を参照して測定する。ここでは共通した注意事項を述べる。

①電極部は使用前数時間は蒸留水に浸しておき（通常は常時蒸留水に浸しておく），電源を入れ安定してから操作する。
②電極を標準緩衝液や試料液に入れる前には蒸留水でよく洗い，ろ紙などで拭いてから浸す。
③標準緩衝液を用いてpHの補正を行う。
④試料液の測定を行う。

6. 検 量 線

1 検量線とは

　検量線（Calibration Curve）または標準曲線（Standard Curve）は，既知の濃度の標準試料を用いて作成する，濃度と測定強度との関係線である。これを用い，未知試料を同様に処理して得られた測定強度からその濃度を求めることができる。

　食品分析実験でよく用いられるものには，比色分析における吸光度，高速液体クロマトグラフィー（HPLC）分析におけるピーク面積やピーク高が測定強度となる。

　通常，標準試料の濃度または物質量を横軸（x軸），測定強度を縦軸（y軸）にとり作成する。簡便にはグラフ用紙に数点の濃度とそのときの測定強度をプロットし，最も多くの点の近くを通るように目分量で直線を描いて作成する。この場合無理に原点を通過させる必要はない。

　検量線を用いて定量する場合，未知試料は標準試料について行ったと同じ操作により，測定強度を求めなければならない。未知試料測定強度の検量線上の位置より垂線を垂らし，x軸の値を読み，その値より未知試料の濃度あるいは物質量を求めることができる。

2 最小二乗法—検量線の最適化

　濃度と測定強度に直線的な関係がある場合，以下の式が成り立つ。

　　$y = ax + b$

　実際の測定値$x_1 \cdots x_n$，$y_1 \cdots y_n$と直線上の推計値との間に$d_1 \cdots d_n$の残差が生ずる。この残差の平方和$d_1^2 + d_2^2 \cdots + d_n^2$を最小にするような$a$，$b$を求めれば，最適な検量線が引かれることになる。これを最小二乗法といい，右のような計算によりa，bが求められる。エクセルなどの表計算ソフトを用いれば容易にa，bを計算でき，未知試料の測定強度をyに代入してxを求めれば，未知試料の濃度や物質量が計算できる。

　なお，表計算ソフトのグラフ作成機能には近似曲線と近似式を求める機能もあり，それらを用いればグラフ用紙を用いずに，簡便にこれらを行うことができる。

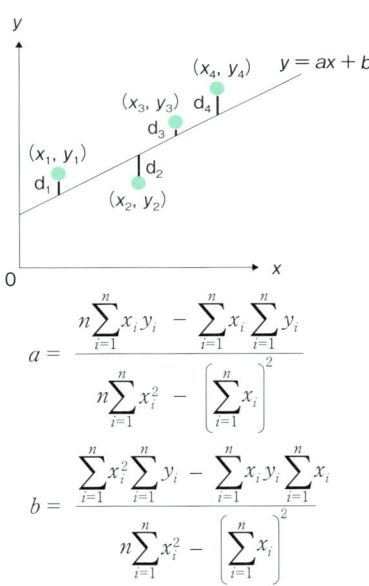

$$a = \frac{n\sum_{i=1}^{n}x_i y_i - \sum_{i=1}^{n}x_i \sum_{i=1}^{n}y_i}{n\sum_{i=1}^{n}x_i^2 - \left(\sum_{i=1}^{n}x_i\right)^2}$$

$$b = \frac{\sum_{i=1}^{n}x_i^2 \sum_{i=1}^{n}y_i - \sum_{i=1}^{n}x_i y_i \sum_{i=1}^{n}x_i}{n\sum_{i=1}^{n}x_i^2 - \left(\sum_{i=1}^{n}x_i\right)^2}$$

図1-5　検量線と最小二乗法の計算式

7. 数値処理

1 有効数字

　測定によって得られた意味のある数値のことを「有効数字」という。例えば，ビュレットで滴定したときの値が 15.36 mL であった場合，有効数字は4桁である。重さ 36 mg と 36.0 mg では意味が異なり，前者は有効数字2桁，後者は3桁である。

　また，実験の過程で複数の有効数字がある場合，最終的な結果は，最も少ない有効数字の桁数となる。足し算（引き算）では小数点を揃えて計算し，最後の桁の位取りが最も高いものに合わせて有効数字を決める。また，容器に入った試料重量より，容器重量（風袋）を差し引いて，試料重量とする場合など，足し算，引き算では有効数字の桁数が変化する。掛け算や割り算の場合には計算結果の有効桁数は最も有効数字の少ない数値の桁数と等しくなる。

　実験結果を計算するとき，途中の計算結果まですべて有効数字の桁数にまとめてしまうと，最終結果において，計算による誤差が大きくなる恐れがある。そこで，計算途中では最終的に必要な有効桁数よりも一桁多く計算し，最後に丸めるとよい。

2 数値の丸め方

　データを必要な有効数字の桁数に整理するときは，「数値の丸め方，JIS28401」に従って行う。

〔「例」有効数字を3桁に丸める場合〕

　4桁目の数字が，
　　a．4以下なら切り捨てる。
　　b．6以上なら切り上げる。
　4桁目の数字が5である場合，
　　c．5で，それ以下に0以外の数字があるときは，切り上げる。
　　d．真に5であることが分かっている場合，
　　　d-1．1桁上が0，2，4，6，8なら切り捨てる。
　　　d-2．1桁上が1，3，5，7，9なら切り上げる。
　　e．5で，それ以下が切り捨てたものか，切り上げたものかわからない場合，
　　　e-1．1桁上が2，4，6，8なら切り捨てる。
　　　e-2．1桁上が1，3，5，7，9なら切り上げる。
　　f．5で，これが，それ以下を切り捨てたものとわかっている場合，切り上げる。それ以下を切り上げたものでは，切り捨てる。

3 平 均 値

同じ実験を繰り返しても全く同じ値とはならず,正しい値の周辺に実験値が不規則に分布する結果となる。これを実験のバラツキという。しかし,正しい値はわからないものであるので,何回も実験を行いその平均を正しい値の代用としている。ある測定実験を n 回行い,その測定値が x_1, x_2, x_3……x_n とすると,その平均値 ($\bar{x}$) は以下のとおりとなる。

$$\bar{x} = (x_1 + x_2 + x_3 + \cdots + x_n)/n = \frac{1}{n}\sum_{i=1}^{n} x_i$$

4 標 準 偏 差

平均だけではデータがどのように分布しているのか,バラツキの度合いがわからない。これを表す尺度に標準偏差(standard deviation,SD)がある。標準偏差(通常 σ:シグマで表される)は,データの平均値との差(偏差)の2乗を平均したもの(分散:σ^2)の平方根である。

$$\sigma = \sqrt{\sigma^2}$$

$$\sigma^2 = \frac{1}{n}\sum_{i=1}^{n}(x_i - \bar{x})^2$$

5 標 準 誤 差

標本平均の標準誤差(standard error of the mean,SEM)のことを指す。

標準偏差 σ,要素数 N の母集団から n 個の標本を抽出するとき,標準誤差は次の式により推定される。

$$SE = \frac{\sigma}{\sqrt{n}}\frac{N-n}{N-1}$$

N が十分大きい場合には以下のようにしてよい。

$$SE = \frac{\sigma}{\sqrt{n}}$$

表1-3 平均・標準偏差・標準誤差・変動係数計算例

標本	測定値	偏差(測定値-平均)	偏差の二乗
1	25.50	-0.24	0.06
2	26.40	0.66	0.43
3	27.20	1.46	2.12
4	24.10	-1.64	2.70
5	26.60	0.86	0.73
6	25.50	-0.24	0.06
7	25.50	-0.24	0.06
8	26.20	0.46	0.21
9	24.70	-1.04	1.09
合計	231.70	0.00	7.46
平均	231.70/9 = 25.74		分散:7.46/9 = 0.83

標準偏差:$\sqrt{0.83} = 0.91$
標準誤差:$0.91/\sqrt{9} = 0.30$
変動係数:$0.91/25.74 = 3.54$

第2章 食品成分の性質と変化

1. 水分活性の測定

　水分活性（Aw）は密閉空間に置かれた食品が，ある温度において水分の増減を示さなくなるときの相対湿度である。食品中の水が示す蒸気圧（P）に対するその温度における水の飽和水蒸気圧（P_0）の比（P/P_0）で，相対湿度（RH）に1/100を乗じて表す。食品中の水に溶解する食塩，糖，アミノ酸，有機酸などの濃度に応じて結合水が増え，微生物の発育が阻害されるようになる。このように溶質と食品中の水との存在状態を示す指標として提唱されたのが水分活性である。

　水分活性は微生物の発育に関連するばかりでなく，酵素反応，脂質の自動酸化，褐変反応などの反応速度にも影響を及ぼす。

✺ 目　的

　水分活性の測定法にはグラフ内挿法，毛髪湿度測定法，電気抵抗式湿度測定法などがある。ここでは，グラフ内挿法および電気抵抗式湿度測定法について述べる。

準備する試料

□すべての食品が対象となる。試料と水分活性測定容器中の雰囲気とが迅速に平衡化するためには，食品群別に試料前処理法（第4章　1．試料の取り扱い　pp.94～96参照）に準じて均質化したものを測定用試料とする。

準備する試薬

□各種塩類の飽和水溶液：表2－1に示した各種塩類飽和水溶液のAwを参照して，試料の予測Awより高Awおよび低Awを示す試薬を選択する。

準備する装置

□コンウェイ微量拡散装置（図2－1）
□水分活性測定装置（図2－2）

📖 基礎知識

Aw値の平衡値について

　センサーを恒温器等で一定温度に保持して測定する必要があるが，恒温装置を使用しないで，比較的温度変動の少ない空調の部屋で行う場合はAw値の小数第3位は変動する。したがって，2分間のAw値の変動が0.005以内である点を平衡値とするとよい。

表2-1　各種塩類の飽和水溶液が示す水分活性値（25℃）

試　薬	水分活性
塩化リチウム（$LiCl \cdot H_2O$）	0.110
酢酸カリウム（CH_3COOK）	0.224
塩化マグネシウム（$MgCl_2 \cdot 6H_2O$）	0.330
炭酸カリウム（$K_2CO_3 \cdot 2H_2O$）	0.427
硝酸リチウム（$LiNO_3 \cdot 3H_2O$）	0.470
硝酸マグネシウム（$Mg(NO_3)_2 \cdot 6H_2O$）	0.528
臭化ナトリウム（$NaBr \cdot 2H_2O$）	0.577
塩化ストロンチウム（$SrCl_2 \cdot 6H_2O$）	0.708
硝酸ナトリウム（$NaNO_3$）	0.737
塩化ナトリウム（$NaCl$）	0.752
臭化カリウム（KBr）	0.807
塩化カリウム（KCl）	0.842
塩化バリウム（$BaCl_2 \cdot 2H_2O$）	0.901
硝酸カリウム（KNO_3）	0.924
硫酸カリウム（K_2SO_4）	0.969
重クロム酸カリウム（$K_2Cr_2O_7$）	0.980

（出典：日本薬学会編『衛生試験法・注解2000』金原出版，2000，p.157）

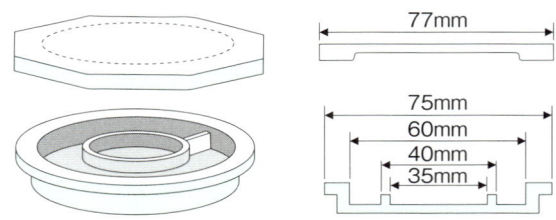

図2-1　コンウェイの微量拡散ユニット

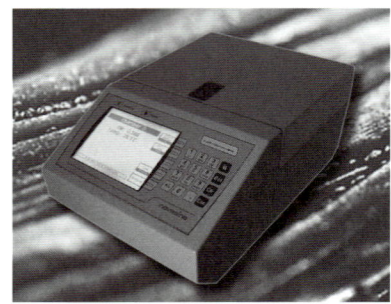

図2-2　水分活性恒温測定装置
DKSHジャパン株式会社
LabMASTER-aw

1 コンウェイ法によるAwの測定

特定の塩類飽和溶液によって調湿したコンウェイ微量拡散ユニット中に試料を入れて，ある温度で一定時間放置した後の試料の重量増減をAwに対してプロットする。重量増減がゼロの直線と交わる点がこの試料のAwである。

(1) 測定法Ⅰ

少なくとも4個のコンウェイユニットを用いて行う。予測されるAwが，塩類飽和溶液が示すAwの中間になるように4種類の塩類を選ぶ。

❶ 各種塩類をコンウェイ微量拡散ユニットの外室に入れ，水で湿らせる

❷ 試料をアルミ容器にとり，素早く重量を測定して内室に入れふたをする

❸ コンウェイ微量拡散ユニットを25℃で約2時間放置する

❹ 試料を入れたアルミ容器をとり出し，重量を測定する

❺ 各塩類飽和溶液のAwを横軸にとり，試料の当初の単位重量あたりの増減をプロットし，各点を結ぶ曲線を描く

❻ 試料重量の増減が0となるときのAwが試料のAwである

☞ 少量の結晶が残るようにする。そのためには，あらかじめ塩類の溶解度を調べておくとよい。わからない場合は，薬さじで塩類をユニット外室全体に薄く均等に入れた後，水をユニット外室全体に行き渡るまで加えてユニットをゆるやかに回す。結晶が残らないようであれば，塩類の添加量を増やす。

☞ 市販のアルミ容器あるいはコンウェイ微量拡散ユニットの内室に合わせてアルミ箔で自製したものでもよい。各ユニットにほぼ等しく試料を秤取する。容器の八分目の深さまで入れる。

☞ 秤量中の重量増減を防ぐため速やかに秤量する。

> **ワンポイントアドバイス**
> コンウェイユニットのふたをするときは機密性を保つため，ワセリンをぬる。恒温器に放置中はふたがずれないように**本体とふたを固定する**ようにする。

(2) 測定法Ⅱ（簡易法）

コンウェイユニット2個を用いて行う。予測されるAwが，塩類飽和溶液が示すAwの中間になるように2種類の塩類を選ぶ。測定操作は測定法Ⅰと同様に行う。Awと試料重量の増減量から次式に従って試料のAwを計算する。

なお，この式は減量側から増量側に至る重量変化が直線的であることを前提としている。

$$Aw = (bx - ay)/(x - y)$$

a：高Aw側の塩類のAw　　x：aにおける試料の重量増加量
b：低Aw側の塩類のAw　　y：bにおける試料の重量減少量

2 水分活性計によるAwの測定

表面に吸湿性のある電解質を塗布し，その電解質が周囲からの吸湿度合いに応じて変化する電気抵抗を測定できるようにした湿度センサーを用いてAwを測定する。市販装置の1例を図2-2に示した。

課題

(1) 塩類飽和溶液が示す水分活性が塩類の種類によって異なるのはなぜか考えてみよう。
(2) 測定法Ⅱにおける水分活性計算式の導き方を考えてみよう。
(3) 水分活性と酵素反応，脂質の自動酸化，褐変反応との関係を調べてみよう。

2. アミノ酸・たんぱく質に関する実験

1 アミノ酸・たんぱく質の定性

　アミノ酸の定性反応は，一般的なアミノ酸の構造に反応するものと，特定のアミノ酸に対して反応するものがある。たんぱく質は多数のアミノ酸が結合した高分子化合物なので，アミノ酸の多くの定性反応に陽性を示す。

※ 目　的
　試料溶液中にたんぱく質・アミノ酸が含まれるか確認する。また，特定のアミノ酸を含むかも確認する。

準備する試料
　□卵白溶液（約1％のたんぱく質を含む透明な卵白溶液）
　　〔調製法〕① 鶏卵を割り，卵白をビーカーにとる
　　　　　　② よく混合し，布でこして5～6倍の水を加えて混ぜる
　　　　　　③ 撹拌しながら塩化ナトリウム，または硫酸ナトリウムを少量ずつ加える
　□1％ゼラチン溶液
　　〔調製法〕① ゼラチン1gを水100mLに懸濁し，約15分放置し，十分水を吸わせる
　　　　　　② 加温溶解する
　□1％ペプトン溶液
　　〔調製法〕ペプトン1gを水100mLに溶かす

準備する試薬

ビウレット反応	□10％水酸化ナトリウム	□1％硫酸銅溶液
ニンヒドリン反応	□0.1％ニンヒドリン溶液	
キサントプロテイン反応	□濃硝酸	□10％水酸化ナトリウム溶液
ホプキンス・コール反応	□氷酢酸	□濃硫酸
硫化鉛反応	□10％酢酸鉛溶液	□30％水酸化ナトリウム溶液

準備する器具
　□試験管　　□試験管立て　　□駒込ピペット　　□ウォーターバス

📖 基礎知識

たんぱく質の定性
　たんぱく質は多数のアミノ酸がペプチド結合した高分子化合物である。
　たんぱく質中の特定のアミノ酸も，アミノ酸の定性と同様に確認することができる。

ビウレット反応について
　尿素の結晶を加熱するとビウレットを生じる。ビウレットを水に溶かし，強アルカリを加えた後，硫酸銅数滴を加えて振とうすると赤紫色を呈する。たんぱく質のポリペプチドも強アルカリ溶液中で銅イオンと反応し同様の呈色を示す。この反応のこと。

表2-2　アミノ酸・たんぱく質の定性実験　5つの反応

反応名	試薬・操作	呈色・特異性
ビウレット反応[*1]（Biuret）	①各試料溶液 3mL を採取する ②10％水酸化ナトリウム溶液（強アルカリ）3mL・1％硫酸銅溶液（銅イオン）3滴を加えかき混ぜる	・赤紫色 ・呈色物質：2つ以上のペプチド結合（－CONH－）をもつ化合物 ・非呈色物質：遊離アミノ酸・ジペプチド
ニンヒドリン反応（Ninhydrin）	①各試料溶液（中性～弱酸性アミノ酸溶液）3mL を採取する ②0.1％ニンヒドリン溶液 1mL を加え加熱すると、定量的に二酸化炭素を発生する	・アミノ酸：赤紫色～青色 　プロリン：黄色 　ヒドロキシプロリン：オレンジ色 ・呈色物質：遊離アミノ酸・たんぱく質・ペプトン・ペプチド
キサントプロテイン反応（Xanthoprotein）	①各試料溶液（ベンゼン環をもつ芳香族アミノ酸）3mL を採取する ②硝酸[*2] 1mL を加え加熱する（ニトロ化） ③冷却後10％水酸化ナトリウム溶液 1mL を加える	・黄色　→　オレンジ色 ・呈色物質：チロシン・トリプトファン ・非呈色物質：ゼラチン ・フェニルアラニンは反応しにくい
ホプキンス・コール反応[*3]（Hopkins-Cole）	①各試料溶液（氷酢酸[*4]（グリオキシル酸））3mL を採取する ②濃硫酸[*5]（アルデヒド基）2mL を器壁にそって静かに加える（アルデヒド基がトリプトファンのインドール核のα位に結合する）	・赤紫の色環ができる ・呈色物質：トリプトファン
硫化鉛反応（lead sulfide）	①各試料溶液（硫黄）3mL を採取する ②10％酢酸鉛溶液（アルカリ）を加え（たんぱく質の沈殿＝硫化物イオンの遊離）る ③30％水酸化ナトリウム溶液を加え加熱する	・灰黒色，または黒色 ・呈色物質：シスチン・システイン ・非呈色物質：メチオニン（スルフィド結合が安定であるため）

*1　比較のためアミノ酸溶液についても同様の操作をするとわかりやすい。特にアラニン・ロイシン・システイン・チロシン・トリプトファン・プロリンなどは特定のアミノ酸の判定に便利である。
*2　濃硝酸が皮膚につくと反応が起こり，黄色く変色する。
*3　アダムキュービッツ反応ともいう。
*4　氷酢酸はグリオキシル酸を含むものを用いること。
*5　濃硫酸は皮膚につくと火傷等を起こすので注意すること。

課題

（1）各たんぱく質溶液にどんなアミノ酸が含まれているか調べてみよう。

2 食品からのたんぱく質の分離

たんぱく質は表2-3のように分離される。

表2-3 たんぱく質の分類

属	溶解性	特性	名称	備考
アルブミン albumin	水・塩類溶液・酸・アルカリに可溶	熱により凝固 $(NH_4)_2SO_4$ 飽和で沈殿	卵アルブミン 乳アルブミン 血清アルブミン ロイコシン レギュメリン	卵 牛乳 血清 小麦 大豆・小豆
グロブリン globulin	水に不溶 塩類溶液・酸・アルカリに可溶	$(NH_4)_2SO_4$ 1/2 飽和で沈殿	卵グロブリン ミオシン エディスチン グリシニン	卵黄 筋肉 大麻種子 大豆
グルテリン glutelin	水・中性塩溶液に不溶 希酸・アルカリに可溶		グルテニン オリゼニン	小麦 米
プロラミン prolamin	水・中性塩溶液に不溶 希酸・アルカリに可溶	70〜90％エタノールに可溶	ツェイン グリアジン ホルデイン	とうもろこし 小麦 大麦 硬たんぱく質
硬たんぱく質 phosphoprotein	希アルカリに可溶	リン酸をエステル型で含みエステラーゼによって分解される	カゼイン ビテリン	牛乳 卵黄

（出典：菅原龍幸『食品学総論』建帛社，1987）

（1）小麦からグリアジンおよびグルテニンの分離

✲ 目 的

溶解性の違いにより，実験1として小麦粉からグルテンを分離する。

実験2として分離したグルテンをアルコール可溶性のグリアジンとアルカリ可溶性のグルテニンに分離する。

準備する試料

□強力粉 50g

準備する試薬

□エタノール　　　　　　　□0.2mol/L水酸化ナトリウム溶液　　□10％塩酸溶液
□10％水酸化ナトリウム溶液　□1％硫酸銅溶液

準備する器具

□ビーカー　□三角フラスコ　□冷却器　□駒込ピペット　□メスシリンダー
□ガーゼ　　□ウォーターバス　□ろ紙

📖 基礎知識

小麦粉のたんぱく質

小麦粉のたんぱく質の主成分はグリアジンとグルテニンである。両者が絡み合って生じる，強い粘弾性をもつたんぱく質をグルテンという。グルテンは水に溶けにくいので，小麦粉をこねるとドウを形成し，でん粉や水溶性成分などのほかの成分と分離することができる。

実験1　グルテンの分離

1. 強力粉 50g に水 25mL を加えてよく練り、ドウをつくる
2. 30分放置後、ガーゼに包んで流水中で、でん粉を完全にもみ出す
3. 粘性の強い含水グルテンが残る
4. これを乾燥（105℃）すると乾燥グルテンが得られる

実験2　グリアジンとグルテニンの分離

1. グルテンをできるだけ細かくちぎって、三角フラスコに入れる
2. エタノール 40mL、水 20mL を加えてよく振盪する
3. 三角フラスコに冷却器を連結し、ときどきフラスコを振り混ぜながら 40〜50℃で1時間加温する
4. ろ紙を用いて、ろ過をする
5. ろ液を、湯浴上で蒸発乾燥させると、粗グリアジンが得られる
6. ろ紙上の不溶物を、三角フラスコに移す
7. 0.2mol/L 水酸化ナトリウム溶液 50mL を加え2時間以上放置する
8. 上澄液をろ過する
9. ろ液に10%塩酸溶液を滴下するとグルテニンが析出する
10. 析出したグルテニンをひだ折りしたろ紙でろ過し、水でよく洗いろ紙とともに乾燥すると、粗グルテニンが得られる

（2）牛乳からカゼインの分離：等電点

等電点ではたんぱく質同士が反発しなくなり，凝集して沈殿しやすくなる。

☀ 目 的

本実験では，乳たんぱく質の主成分であるカゼインがpH4.5の等電点で沈殿することを利用し，酢酸でpHを調整することによりカゼインを分離する。

準備する試料
- □スキムミルク

準備する試薬
- □10％酢酸溶液　□メタノール　□エーテル　□ビウレット反応用試薬

準備する器具
- □ビーカー　□駒込ピペット　□試験管　□試験管立て　□遠沈管　□pH試験紙

準備する装置
- □pHメーター　□遠心分離機

❶ スキムミルク4gを採取し，水50mLに溶かし，これに40～50℃の温水150mLを加える

❷ 10％酢酸溶液を駒込ピペットで少量ずつ加えてpH4.5～4.6に調整するとカゼインが沈殿してくる

❸ ろ過（または遠心分離）して，沈殿が酸性を示さなくなるまで水洗する

❹ 沈殿をメタノールとエーテル10mLずつで2回ずつ洗って不純物を除く

❺ 風乾するとカゼインの粉末が得られる

課題

（1）得られた粉末の重量を測定し，日本食品標準成分表のたんぱく質含有量と比較してみよう。
（2）カゼインがどのように利用されているかを調べてみよう。

（3）卵白から卵アルブミンの分離

卵白のたんぱく質は半分以上がオボアルブミンで，その他にオボグロブリン，コンアルブミン，オボムコイド，オボムチン等を含む。

✳ 目　的
本実験では卵白を硫酸ナトリウム溶液に溶かし，硫酸を用いて pH を卵アルブミンの等電点である 4.7 に調整して，アルブミンを沈殿させ分離する。

準備する試料
- □卵白

準備する試薬
- □30％硫酸ナトリウム溶液　　□無水硫酸ナトリウム　　□0.1mol/L 硫酸溶液　　□トルエン

準備する器具
- □ビーカー　　□試験管　　□遠沈管　　□pH 試験紙　　□ろ紙

準備する装置
- □遠心分離機

❶ 鶏卵から卵白を分離し，卵白 200mL を泡立てないように混ぜながら等容の30％硫酸ナトリウム溶液を加える

❷ 1〜2時間放置してから，ろ紙を用いて沈殿をろ過する

❸ ろ液を混ぜながら 0.1mol/L 硫酸溶液で pH を 4.6〜4.8 に調整する

❹ この液を，さらに混ぜながら，無水硫酸ナトリウムの粉末をわずかに濁る程度にアルブミンが析出してくるまで少しずつ加える

❺ この懸濁液にトルエン数滴を加えて1〜2日放置すると，結晶アルブミンが得られる

❻ この液を遠心分離してアルブミンを得る

課　題
（1）得られたアルブミンの重量を測定し，含有率を求めてみよう。
（2）アルブミンはどんなものに含まれるか，どのように利用されるか考えてみよう。

3 アミノ態窒素の定量

アミノ態窒素の定量は，食品の総窒素中の窒素の形態別の量を調べるのに必要である。アミノ基に反応させて直接的に定量するニンヒドリン反応法（p.21参照）とここでとりあげるホルモル滴定法がある。
この実験はみそ，しょうゆ，グルタミン酸ナトリウムなど，たんぱく質の分解物を主成分とする食品の場合に重要な意義がある。

ホルモル滴定法

※ 目 的
アミノ酸のアミノ基にホルムアルデヒドを作用させてメチレン化合物をつくらせ，アミノ基の塩基性を失わせてカルボン酸としてから，アルカリ溶液で滴定しアミノ態窒素量を求める。

$$R-CH(NH_2)COOH \ + \ HCHO \longrightarrow HOCH_2NHCHRCOOH$$
　　　アミノ酸　　　　ホルムアルデヒド　　　カルボン酸

準備する試料
□しょうゆ 5mL（メスフラスコ（250mL）にとりメスアップする）

準備する試薬
□0.1mol/L 水酸化ナトリウム標準溶液　　　☞力価をあらかじめ求めておく。
□フェノールフタレイン溶液
　〔調製法〕フェノールフタレイン 0.5g を 50％エタノール 100mL に溶解する
□中性ホルマリン溶液
　〔調製法〕① 市販のホルマリン溶液 50mL にフェノールフタレイン溶液 1mL を加える
　　　　　　② 0.2mol/L 水酸化ナトリウム標準溶液で微紅色になるまで中和する

準備する器具
□三角フラスコ　　□ビュレット　　□ホールピペット　　□メスシリンダー

1. 希釈したしょうゆ 20mL をホールピペットで三角フラスコに採取する
2. 中性ホルマリン溶液 20mL と水 20mL をメスシリンダーで加える
3. 指示薬としてフェノールフタレイン溶液数滴を加え，0.1mol/L 水酸化ナトリウム標準溶液で滴定する
4. 赤色が30秒間消えない時点を滴定終点とする
5. ブランク試験として，しょうゆ 20mL に水 40mL を加えたもので同様の滴定を行う

試料 100mL 中のアミノ態窒素量（mg）
$$= 1.4 \times (A - B) \times F \times \frac{100}{20} \times \frac{250}{5}$$

F：0.1mol/L 水酸化ナトリウム標準溶液の力価
1.4：0.1mol/L 水酸化ナトリウム標準溶液 1mL に相当する窒素の mg 数
A：本試験の滴定値
B：ブランク試験の滴定値

ワンポイントアドバイス
試料中のアミノ態窒素が 100mL 中に 100～150mg になるように希釈する。食酢中の酢酸はカルボン酸であり同様に測定可能。食酢は希釈せず測定可能である。

ワンポイントアドバイス
滴定の終点は赤色が時間が経つと消えていくので判定が困難である。すべての操作で赤色が持続する時間を一定にする必要がある（30秒間赤色が持続するまで）。

☞色の変化がわかりにくいので滴定しない試料を横に置いて比較する。

4 たんぱく質の定量

（1）ビウレット法

ビウレット反応（p.21参照）はたんぱく質濃度に比例し呈色が強くなるので，定量にも使用可能である。呈色が主としてたんぱく質のペプチド結合に由来のため，発色が比較的安定している特徴がある。

準備する試料
- □ 1％ゼラチン溶液
  〔調製法〕 p.20参照
- □ 1％ペプトン溶液
  〔調製法〕 p.20参照

準備する試薬
- □ ビウレット試薬
  〔調製法〕
  ① 硫酸銅1.5gと酒石酸ナトリウムカリウム6gを水500mLに溶かす
  ② 10％水酸化ナトリウム溶液300mLをよく振盪しながら加える
  ③ 酸化第一銅の沈殿が出るようならヨウ化カリウム1gを加える
  ④ 水で1Lに定容する。

準備する器具
- □ 試験管　□ 試験管立て　□ ホールピペット

準備する装置
- □ 可視分光光度計

❶ 試験管に試料溶液1mLをホールピペットでとり，ビウレット試薬4mLをホールピペットで加えて混合する

❷ 室温に30分間放置して発色させる

❸ 波長540nmでの吸光度を測定する

❹ 標準たんぱく質の濃度を変えて①〜③の操作を同様に行い，検量線を作成する

> **ワンポイントアドバイス**
> たんぱく質の種類によって発色率があまり変動しないのが長所である。
> ウシ血清アルブミンを検量線とした場合，1mg/mLの呈色液の吸光度はE540 ＝ 0.35である。

課題

（1）牛乳，豆乳，脱脂粉乳などのたんぱく質含有量も調べてみよう。
（2）ローリー法と比較検討してみよう。

（2）ローリー法

ビウレット試薬に加え，Folin-Ciocalteuフェノール試薬を反応させ，吸収ピークを測定する方法である。比較的感度が高く，実施しやすい方法として，最も広く用いられている。

🫗 準備する試料

□ 1％ゼラチン溶液
　〔調製法〕　p.20参照
□ 1％ペプトン溶液
　〔調製法〕　p.20参照

🧪 準備する試薬

□ フェノール試薬：市販品を用いる
□ 2％炭酸ナトリウム溶液（0.1mol/L 水酸化ナトリウム溶液中）
　〔調製法〕　炭酸ナトリウム20gを0.1mol/L 水酸化ナトリウムで溶かして1Lとする
□ 0.5％硫酸銅（1％酒石酸ナトリウムまたは酒石酸カリウム溶液中）
　〔調製法〕　硫酸銅五水和物 0.5gを1％酒石酸カリウムまたはナトリウム水溶液で溶かして100mLとする
□ アルカリ性銅溶液　　　　　　　　　　　　　　　　　　☞1日経過したら捨てる。
　〔調製法〕　2％炭酸ナトリウム溶液50mLと0.5％硫酸銅1mLを混合する
□ 希釈フェノール試薬　　　　　　　　　　　　　　　　　☞約2倍希釈でよい。
　〔調製法〕　フェノール試薬を酸濃度が1mol/Lになるように水で希釈する
□ たんぱく質標準溶液
　〔調製法〕　ウシ血清を100～1,000倍に希釈する

🥛 準備する器具

□ 試験管　　□ マイクロピペット

🎩 準備する装置

□ 可視分光光度計

📖 基礎知識

ローリー法の特徴

　Folin-Ciocalteuフェノール試薬を用いるたんぱく質定量法は鋭敏な方法であり，チロシン，トリプトファン残基により，フェノール試薬が還元されることに基づいている。しかしながらたんぱく質の種類により，チロシン，トリプトファンの含量が異なるので，発色率が異なる欠点があった。ローリー（Lowry）らはこの欠点を改良するために，たんぱく質の種類による発色率のばらつきの少ないビウレット法の長所を組み合わせた複合法を考案した。

　たんぱく質にアルカリ性銅溶液を加え，銅錯塩を形成（ビウレット反応）させた後，フェノール色素試薬を加えると，チロシン，トリプトファン，システインなどによる発色以外に，ペプチド結合に由来する呈色が強く現れ，たんぱく質の種類による発色率の不揃が改善されるのである。

① 試料溶液 0.5mL を試験管にとる

② アルカリ性銅溶液 3mL を加えて混合し，室温で10分間放置する

③ 希釈フェノール試薬 0.3mL を加え，素早く1〜2秒間で混合する

④ 30分以上放置後，波長 750nm または 500nm での吸光度を測定する

⑤ 検量線を作成し，試料溶液中のたんぱく質濃度（μg / mL）を求める

◆たんぱく質標準溶液の検量線の作成

① 試験管6本にたんぱく質標準溶液を（200μg/mL）0，0.1，0.2，0.3，0.4，0.5mL とり，蒸留水を加え全量を 0.5mL にする

② アルカリ性銅溶液 3mL を加えて混合し，室温で10分間放置する

③ 希釈フェノール試薬 0.3mL を加え，素早く1〜2秒間で混合する

④ 30分以上放置後，波長 750nm または 500nm での吸光度を測定する

⑤ 横軸にたんぱく質濃度を，縦軸に吸光度をプロットし検量線を作成し，検量線より試料中のたんぱく質濃度を計算する

課題

（1）牛乳，豆乳，脱脂粉乳などのたんぱく質含有量も調べてみよう。
（2）どのようなときにローリー法が用いられるか調べてみよう。

3. 脂質に関する実験

1 化学的実験

（1）ケン化価（Saponification Value, SV）

ケン化価とは，脂質 1g を完全にケン化するに要する水酸化カリウムの mg 数をいう。

目 的

脂質の平均分子量の大きさを求める。

準備する試料

□大豆油，なたね油，やし油，ラードなど

準備する試薬

□0.5mol/L 塩酸溶液

〔調製法〕 濃塩酸（11～12mol/L）を純水で 22～24 倍に希釈する

〔標定法〕
① 三角フラスコ（100mL）に，力価既知 0.25mol/L 炭酸ナトリウム標準溶液 20mL をホールピペットでとる
② メチルレッド指示薬 2 滴を加える
③ 0.5mol/L 塩酸溶液で滴定し，溶液が黄色から淡紅色に変わったら滴定をやめる
④ 煮沸して二酸化炭素を追い出し（再び黄色になる），冷却する
⑤ さらに滴定を続け，淡紅色になった時点を終点とする

☞ $Na_2CO_3 + 2HCl \rightarrow 2NaCl + H_2O + CO_2$

☞ 力価（F）は次式により求める。
$$F\ HCl = F\ Na_2CO_3 \times \frac{20}{v}$$
v：滴定値

□0.5mol/L 水酸化カリウム・エタノール溶液

〔調製法〕
① 水酸化カリウム 28g を純水 15～20mL に溶解し，95% エタノールを加えて 1L とする
② 2～3 日放置後白濁していたらろ過して用いる

□0.1% フェノールフタレイン・エタノール溶液

□0.2% メチルレッド・エタノール溶液

□0.25mol/L 炭酸ナトリウム標準溶液

〔調製法〕
① 第 1 章 p.6 参照
② 2.6g を精秤し，脱炭酸水で溶解した後，メスフラスコ（100mL）で定容する

☞ 炭酸ナトリウムの当量は 1/2mol である。

☞ 力価（F）は次式により求める。
$$F\ Na_2CO_3 = \frac{a}{2.6497}$$
a：秤取量

準備する器具

□三角フラスコ（300mL） □玉入り冷却管 □ガイスラー型ビュレット □ホールピペット
□ウォーターバス

基礎知識

ケン化の反応式

$$\begin{array}{c}\text{CH}_2\text{OCOR}_1\\|\\\text{CHOCOR}_2\\|\\\text{CH}_2\text{OCOR}_3\end{array} + 3\text{KOH} \xrightarrow{\text{ケン化}} \begin{array}{c}\text{CH}_2\text{OH}\\|\\\text{CHOH}\\|\\\text{CH}_2\text{OH}\end{array} + \begin{array}{c}\text{R}_1\text{COOK}\\\text{R}_2\text{COOK}\\\text{R}_3\text{COOK}\end{array}$$

油脂（トリアシルグリセロール）　　グリセリン　　脂肪酸カリウム（セッケン）

ケン化について

エステルの加水分解をケン化という。ケン化は普通塩基性下で促進される。油脂（トリアシルグリセロール）もエステルであるのでナトリウムやカリウムを触媒として加熱すると容易にケン化されてグリセリンとセッケンになる。

❶ 脂質 1.5～2.0g を三角フラスコに精秤する

❷ 0.5mol/L 水酸化カリウム・エタノール溶液 25mL を安全ピペッターつきホールピペットで加える

❸ 玉入り冷却管をつけ，ときどき振り混ぜながら湯浴中で30分間加熱する

❹ 反応後は火からおろし，冷却管の内壁に純水を吹きかけて洗浄し，冷却後，冷却管をはずす

❺ 室温に戻した三角フラスコにフェノールフタレイン・エタノール溶液数滴を加え，過剰の水酸化カリウムを 0.5mol/L 塩酸溶液で滴定し，1分間着色しない点を終点とする

❻ ブランク試験として，試料を加えない状態で同様の滴定を行う

◆計算

$$SV = \frac{28.053 \times (B - A) \times F}{\text{試料採取量（g）}}$$

A：本試験の 0.5mol/L-HCl 溶液の使用量（mL）
B：ブランク試験の 0.5mol/L-HCl 溶液の使用量（mL）
F：0.5mol/L-HCl 溶液の力価

ワンポイントアドバイス

油脂を三角フラスコの底面に正確に入れること。

☞火力は穏やかに沸騰する程度とする。火加減が弱すぎると，油脂の加水分解が十分に進まず，脂肪酸カリウムが完全に生成されない。

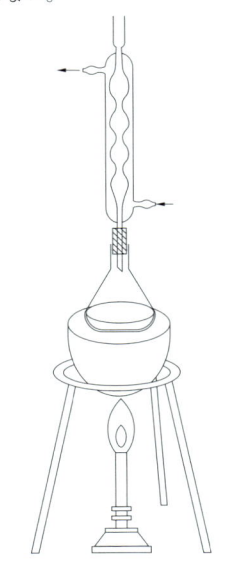

図2-3　玉入り冷却管をつけた三角フラスコの湯浴加熱

☞28.053：
KOHの分子量は56.106。
今回0.5mol/L-KOH溶液を使用しているので，
$\frac{56.106}{2} = 28.053$ になる。

（2）ヨウ素価（Iodine Value, IV）

　ヨウ素価とは，脂質100gに吸収されるハロゲンの量をヨウ素に換算したもので，試料に対する百分率で表す。

✳ 目　的
　脂質に含まれる不飽和結合の割合をウィイス（Wijs）法を用いて調べる。

🧂 準備する試料
　□大豆油，なたね油，やし油，ラードなど

🧪 準備する試薬
　□四塩化炭素　　　　　　　　　　　　　　　　　　　🌿使用後は回収する。
　□ウィイス（Wijs）試薬（一塩化ヨウ素液）（市販品）
　□10％ヨウ化カリウム溶液
　□1％でん粉溶液　　　　　　　　　　　　　　　　🌿保存するときは20％濃度になるよう塩化
　　〔調製法〕純水100mLをあらかじめ沸騰させておき，可溶性でん粉1g　　ナトリウムを加えておく。
　　　　　　　を加え，透明になるまで煮沸後，冷却する　　　　　　　🌿でん粉を入れる際，ふきこぼれることが
　□0.1mol/L（0.1N）チオ硫酸ナトリウム溶液　　　　　　　　　　　　　　あるので注意。
　　〔調製法〕第1章p.11参照　　　　　　　　　　　　　　　　　🌿チオ硫酸ナトリウム溶液は濃度が変化し
　　〔標定法〕第1章p.11参照　　　　　　　　　　　　　　　　　　やすいので，直前にヨウ素酸カリウムで
　□1/60mol/L（0.1N）ヨウ素酸カリウム溶液　　　　　　　　　　　　　　標定して用いる。少し濃いめにつくる。
　　〔調製法〕ヨウ素酸カリウム試薬特級の結晶を120〜140℃で1.5〜2　🌿ヨウ素酸カリウム溶液の力価（F）は次式
　　　　　　　時間乾燥した後，デシケーター中で放冷したものを3.57g精秤　　により求める。
　　　　　　　し，少量の水で溶解した後，1,000mLメスフラスコで定容
　　　　　　　して用いる

$$F \; KIO_3 = \frac{a}{3.5667}$$

　　　　　　　　　　　　　　　　　　　　　　　　　　　　　　a：秤取量

🧫 準備する器具
　□共栓つき三角フラスコ（500mL）　　□メスシリンダー　　　　□ホールピペット
　□安全ピペッター　　　　　　　　　□褐色ビュレット（50mL）

📖 基礎知識

ヨウ素価の反応式

```
       H H H H                      H H H H
       | | | |                      | | | |
　···− C−C=C−C −···  +  ICl  ⟶  ···− C−C−C−C −···
       | |                          | | | |
       H H                          H I Cl H
```

　　　　　不飽和結合　　　ウィイス試薬
　　　　　$-CH=CH-$　＋　ICl　⟶　$-CHI-CHCl-$
　　　　　　　　　　ICl　＋　KI　⟶　KCl　＋　I_2
　　　　　$2Na_2S_2O_3$　＋　I_2　⟶　$2NaI$　＋　$Na_2S_4O_6$

ヨウ素価について
　脂質の不飽和度（二重結合の割合）を示す値の一つである。
　油脂の種類を判別する指標となるほか，劣化度の判定にも用いられる。

❶ 油脂 0.2〜0.5g を共栓つき三角フラスコ（500mL）に秤取する

❷ 四塩化炭素 10mL をメスシリンダーで加え，十分に溶解する

❸ ウィイス試薬 25mL を安全ピペッターつきホールピペットで正確に加えて混合する

❹ 直ちに栓をして暗所に1時間，ときどき振り混ぜながら放置する

❺ 10％ヨウ化カリウム溶液 20mL と蒸留水 200mL をメスシリンダーで加えて混合する

❻ 0.1mol/L チオ硫酸ナトリウム溶液で滴定する

❼ 液が淡黄色になったら1％でん粉溶液2〜3滴を加え，無色になるまでさらに滴下する

❽ 本試験に先立って，ブランク試験として，試料を加えない状態で同様の滴定を行う

> **ワンポイントアドバイス**
> 油脂の量は予想される不飽和度によって変える。乾性油は少なく，不乾性油や固体脂は多めに秤取する。

☞ 滴定の終わり近くに，四塩化炭素がヨウ素を取り込んで赤くなっているときは，三角フラスコの栓をして激しく振り，ヨウ素を水層に移した後，さらに滴定を続ける。

◆ 計　算

$$IV = \frac{(B - A) \times F \times 0.01269}{試料採取量（g）} \times 100$$

A：本試験の 0.1mol/L チオ硫酸ナトリウム溶液の使用量（mL）
B：ブランク試験の 0.1mol/L チオ硫酸ナトリウム溶液の使用量（mL）
F：0.1mol/L チオ硫酸ナトリウム溶液の力価

☞ 0.01269：
ヨウ素の原子量は126.9。
0.1mol/L-$Na_2S_2O_3$溶液 1 mLに相当するヨウ素量は，

$126.9 \times \dfrac{1}{10}$（mol/L）$\times \dfrac{1}{1,000}$

$= 0.01269$（g/mL）

📝 **課　題**

（1）ケン化価とヨウ素価を測定して未知の油脂を特定してみよう。

（3）油脂の自動酸化
過酸化物価（Peroxide Value，POV）

　油脂を多く含む食品を空気存在下に置くと不飽和脂肪酸の二重結合の隣のメチレン基で水素の引き抜きが起こりCラジカルが生じ，空気中のO_2（三重項酸素）と結合しヒドロキシラジカル，次いでヒドロペルオキシドが生成される。これが連鎖的に起こる反応を自動酸化という。

✳目　的
　油脂の初期酸敗の程度を過酸化物の生成量から知る。
　酸性条件下でヨウ化カリウムを反応させると，過酸化物により酸化されてヨウ素（I_2）が遊離してくる。このヨウ素をチオ硫酸ナトリウム溶液で滴定し過酸化物価を求める。試料1kgに対するミリ当量数（meq/kg）で表す。

準備する試薬
- □クロロホルム-酢酸混液2：3（v/v）
- □ヨウ化カリウム飽和溶液
  〔調製法〕ヨウ化カリウム73gを純水50mLに溶解する
- □1％でん粉溶液
  〔調製法〕ヨウ素価の項p.32参照
- □0.01mol/L チオ硫酸ナトリウム溶液
  〔調製法〕① 0.1mol/L（0.1N）チオ硫酸ナトリウム溶液を調製する（第1章p.11参照）
  ② 脱炭酸水で10倍に希釈する
  〔標定法〕第1章p.11参照

☞濃度が変化しやすいので，0.1mol/L チオ硫酸ナトリウム溶液を脱炭酸水で希釈し，直前に標定して用いる。

- □1/600mol/L（0.01N）ヨウ素酸カリウム溶液
  〔調製法〕1/60mol/L（0.1N）ヨウ素酸カリウム溶液を調製し，正確に10倍希釈して用いる
  ヨウ素酸カリウム試薬特級の結晶は120～140℃で1.5～2時間乾燥したものを，デシケーター中で放冷して用いる
  3.57gを精秤し，少量の水で溶解した後，1,000mLに定容する

☞ヨウ素酸カリウムの当量は1/6molである。
☞力価（F）は次式により求める。

$$F \; KIO_3 = \frac{a}{3.5667}$$

a：秤取量

準備する器具
- □共栓つき三角フラスコ（300mL）　□褐色ビュレット　□ホールピペット

📖 基礎知識

自動酸化するとどうなる？
　ヒドロペルオキシドが蓄積すると過酸化物価は上昇する。この反応が進行するとやがてカルボニル化合物であるアルデヒドやケトンさらにアルコール類，有機酸などの低分子化合物が生成される。また同時にラジカルどうしの結合が起き重合が進み粘性が増す。

自動酸化の反応式

$$-CH_2-\underset{\underset{\text{ヒドロペルオキシド}}{OOH}}{CH}-CH=CH- \; + 2KI \longrightarrow -CH_2-\underset{OH}{CH}-CH=CH- \; + I_2 + K_2O$$

ヨウ化カリウム

$$I_2 + 2Na_2S_2O_3 \longrightarrow Na_2S_4O_6 + 2NaI$$

ヨウ素　チオ硫酸ナトリウム

① 三角フラスコに試料約1gを入れ，精秤する

② クロロホルム-酢酸混液 35mL をメスシリンダーで加え溶解する

③ 窒素気流下で飽和ヨウ化カリウム 1mL を加える

④ 直ちに共栓をして振り混ぜる

⑤ 常温，暗所に5分間放置する

⑥ メスシリンダーで純水 75mL を加え，激しく混合する

⑦ 1％でん粉溶液2〜3滴を添加する

⑧ 0.01mol/L チオ硫酸ナトリウム溶液で滴定する
でん粉による着色が消失した時点を滴定終点とする
なお，ブランク試験を行い，でん粉溶液で発色しないことを確かめる

> **ワンポイントアドバイス**
> 過酸化物の酸化力を利用して生成させたI_2を滴定するが，劣化の進んでいないものは着色がうすいので注意する。

◆計　算

$$POV\,(meq/kg) = \frac{(A-B) \times F}{試料採取量(g)} \times 10$$

A：0.01mol/L チオ硫酸ナトリウム溶液の使用量（mL）
B：ブランク（mL）
F：0.01mol/L チオ硫酸ナトリウム溶液の力価

（4）酸価（Acid Value, AV）

酸価とは，油脂1g中に含まれる遊離脂肪酸を中和するのに必要な水酸化カリウムのmg数をいう。油脂の劣化度を判定する指標のひとつである。

✻ 目 的
油脂を加工調理したとき，および長期保存中に遊離してくる脂肪酸を測定する。

準備する試料
- □大豆油やなたね油などの新油および古油（揚げ物に使用した油）または，新油を用いてつくった揚げ菓子などから抽出した油脂

準備する試薬
- □0.1mol/L 水酸化カリウム・エタノール溶液
  - 〔調製法〕水酸化カリウム5.6gを少量の純水に溶かし，95%エタノール溶液で溶解し1Lとする
    2～3日放置後白濁していたらろ過して用いる
  - 〔標定法〕
    ① 三角フラスコ（100mL）に，0.05mol/Lシュウ酸溶液20mLをホールピペットでとり，フェノールフタレイン指示薬2滴を加える
    ② 0.1mol/L 水酸化カリウム・エタノール溶液で滴定する
    ③ 微紅色が30秒間消えない時点を滴定終点とする
    ④ 力価（F）を求める

    ☞シュウ酸の当量は1/2 molである

    $$F（KOH） = F（H_2C_2O_4） \times \frac{20}{v}$$
    v：滴定値

- □0.05mol/L シュウ酸溶液
  - 〔調製法〕試薬特級 $H_2C_2O_4 \cdot 2H_2O$ 6.30gを精秤し，純水に溶かして1Lに定容する

    ☞力価（F）は次式により求める。
    $$F（H_2C_2O_4） = \frac{a}{6.3035}$$
    a：秤取量

- □1%フェノールフタレイン・エタノール溶液
- □エチルエーテル・エタノール混液（1：1 v/v）
  - 〔調製法〕使用直前にフェノールフタレインを指示薬とし，0.1mol/L 水酸化カリウム・エタノール溶液で中和しておく（微紅色が30秒間消えない時点を滴定終点とする）

準備する器具
□三角フラスコ（300mL）　□玉入り冷却管　□ビュレット　□ホールピペット

📖 基礎知識

$$\underset{遊離脂肪酸}{RCOOH} + KOH \longrightarrow RCOOK + H_2O$$

表2-4　試料採取量（目安）

酸 価	試料採取量（g）	酸 価	試料採取量（g）
1以下	20	15～75	0.5
1～4	10	75以上	0.1
4～15	2.5		

課 題
（1）身近な油脂を使ったお菓子の脂質の酸価，過酸化物価を調べてみよう。

❶ 試料0.1～20gを三角フラスコに精秤する（表2-4参照）

❷ エチルエーテル・エタノール混液100mLを加え，溶解する

❸ 1%フェノールフタレイン溶液2～3滴を加える

❹ 0.1mol/L 水酸化カリウム・エタノール溶液を滴下し，微紅色が30秒間消えない時点を滴定終点とする

> **ワンポイントアドバイス**
> 油脂の劣化は2つ以上の方法で測定することが望ましい。劣化の初期には数値の変化が比較的小さいので，酸価だけで油脂の劣化を判定するのは，危険である。

◆計　算

$$AV = 56.106 \times 1,000 \times 0.1 \times F \times \frac{V}{1,000} \times \frac{1}{試料採取量（g）}$$

F：水酸化カリウム・エタノール溶液の力価
V：水酸化カリウム・エタノール溶液の滴定値（mL）

☞ 56.106：KOHの分子量。

（5）揚げ油の劣化

　油脂を揚げ物などで繰り返し加熱し続けると，熱酸化や加水分解が生じ種々の化合物が生成してくる。その結果，油脂にいやな臭いや着色および泡立ちが生じ，さらには粘性が増してくる。また発煙するような高温での加熱を長時間行うと，調理者の食欲を失わせるアクロレインなどが生成される。

　即席めん類（油揚げめん）について食品衛生法では，酸価3以下（JASでは，酸価1.5以下），過酸化物価30以下としている。

1：揚げ油の劣化度測定の例

　植物油（大豆油）を温度（140℃，180℃，220℃）や時間（30分，60分）を変えて加熱する。またひとつの油を用いて揚げる種を決め，繰り返し揚げてみる。

☞ 加熱したての油の過酸化物価は0である。

　このように劣化させた油脂の酸価，TBA，ヨウ素価などを測定する。さらに揚げものに用いた油については揚げる前の油脂を対照にして，波長460，550，620，670nmの透過率を測定する。

2：揚げ菓子等の過酸化物価測定試料の調製方法の例

　市販のポテトチップスや揚げ菓子などを透明の袋に移し，室温の暗所や蛍光灯下（1,000 lx程度の光）または日光にあてるなどの処理を数日間行った後磨砕する。

　この試料50～100gを共栓つき三角フラスコに入れた後，石油エーテル100mLを加える。ときどき振り混ぜながら約1～2時間放置し，ろ過する。ろ液はナス型フラスコに集める。

　三角フラスコに残った試料に再び石油エーテル60mLを加えて振り混ぜた後，ろ過し，ろ液を前述のナス型フラスコに集める。ナス型フラスコをロータリーエバポレーターに接続し石油エーテルを留去する。抽出された油脂の過酸化物価，酸価，TBAなどを測定する。

　ただし，石油エーテルに過酸化物が含まれることがあるので，厳密な値を求めるときは過酸化物除去など石油エーテルの前処理を行う必要がある。

3：TBA価（Thiobarbituric Acid Value，TBA）

　ヒドロペルオキシド分解物の一種であるマロンジアルデヒド1分子と2分子の2-チオバルビツール酸が反応し，赤色物質を生成する。これを比色定量する。

2 乳化の実験

　互いに溶け合わない水と油は，適当な界面活性剤（乳化剤）の存在下で撹拌すると，一方が他方の中に細粒状となって均等に分散して安定なエマルション（乳濁液）をつくる。エマルションの型には乳化剤が油滴のまわりを取り巻いて水の中に分散した状態（水中油滴型，O/W）と乳化剤が水滴のまわりを取り巻いて油の中に分散した状態（油中水滴型，W/O）がある。また，水中油滴型の牛乳を振り混ぜることにより油滴同士がぶつかり，油中水滴型のバターになるような現象を転相という。

✳ 目　的
　本実験では，水中油滴型と油中水滴型の試料を調製してその状態を観察するとともに，色素法や希釈法によってエマルション型を判定する。

準備する試料
□マヨネーズ（材料：卵黄1個分15～18g，食酢10mL，食塩2g，砂糖1.5g，からし0.5g，油30mL）

〔調製法〕
① ボウルに油以外の材料を入れ，ハンドミキサーで1分間かき混ぜてよく混和する
② 油30mLを加え1分間かき混ぜて，観察する（観察1）。一部を観察用にとりわける
③ 再度，5分間かき混ぜて，観察する（観察2）
＊ 観察1，2について乳化の状態を比較し，エマルションの型を判定する

> **ワンポイントアドバイス**
> エマルションがうまくできないときは，油を分割して加える。

□バター（材料：生クリーム（純乳脂肪）20mL，牛乳10mL，10℃以下の冷水20mL）

〔調製法〕
① ふたつき容器に生クリームと牛乳を入れ，クリームを調整する
② 10～13℃に保ちながら数分から十数分激しく振り混ぜる（チャーニング）
③ バター粒がみられるようになったら水分を除去する
④ 冷水を加え，かき混ぜてバター粒を洗い洗浄水を捨てる
⑤ ④の操作をもう1度繰り返す
＊ できあがったバターを用いて，エマルションの型を判定する

> **ワンポイントアドバイス**
> バターの調製をするときのチャーニングの温度は夏10℃，冬13℃を目安とする。

準備する試薬
□水溶性色素液（0.1％メチルオレンジ溶液）
□脂溶性色素液（0.05％スーダンⅢ・95％エタノール溶液）
□食用油

準備する器具
□ビーカー　　□ペトリ皿　　□メスシリンダー　　□駒込ピペット　　□ふたつき容器
□ボウル　　　□ハンドミキサー

基礎知識

水中油滴型と油中水滴型の模式図およびその食品例

水中油滴型　O/W型
生クリーム，牛乳，マヨネーズ等

油中水滴型　W/O型
バター，マーガリン等

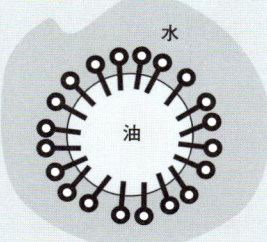

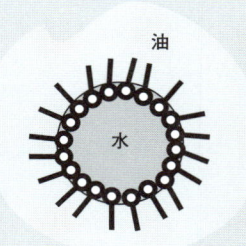

○— 界面活性剤

電気伝導度による判定法

エマルションに，テスターの電極を揃えて差し込み，電流が通じれば水中油滴型，通じなければ油中水滴型である。

（1）色素法

❶ エマルションに水溶性の色素液（メチルオレンジなど）を滴下する

　↓

　色が次第に拡散すれば水中油滴型，拡散しなければ油中水滴型である

❷ エマルションに脂溶性の色素溶液（スーダンⅢなど）を滴下する

　↓

　拡散すれば油中水滴型，拡散しなければ水中油滴型である

（2）希釈法

❶ 水の入ったビーカーに2，3滴のエマルションを滴下してかき混ぜる

　↓

　エマルションが水に分散して広がれば水中油滴型，分散せずに滴のままであれば油中水滴型である

❷ 油を入れたビーカーにエマルションを滴下する

　↓

　広がれば油中水滴型，広がらなければ水中油滴型である

課題

（1）食品中の乳化剤にはどのようなものがあるか調べてみよう。

4．炭水化物に関する実験

1 糖類の定性

　糖類は，最小単位である単糖類，単糖が2～10個結合した少糖（オリゴ糖）類，単糖が多数結合した多糖類に分類される。単糖類は，構成する炭素数によって三炭糖～六炭糖に分かれ，アルデヒド基をもつかケトン基をもつかによって，アルドースとケトースに分かれる。

✳ 目　的
　ここでは，いくつかの糖類の定性反応を組み合わせることで，糖アルコールを含む8種類の糖質の分別を行う。

▲ 準備する試料
□1％糖質水溶液（ソルビトール，グルコース，フルクトース，グルコサミン塩酸塩，キシロース，マルトース，スクロース，でん粉）

▣ 準備する試薬
モーリッシュ反応
　□モーリッシュ反応試薬：5％1-ナフトール・エタノール溶液
　　〔調製法〕1-ナフトール1gを95％エタノール20mLに溶解する
　□濃硫酸

ベネジクト反応
　□ベネジクト試薬
　　〔調製法〕① クエン酸三ナトリウム173gと無水炭酸ナトリウム100gを約600mLの温水に溶解する。ろ過したあと，全量を850mLとする
　　　　　　② 硫酸銅・五水和物17.3gを純水100mLに溶かした溶液を調製する
　　　　　　③ かき混ぜながら①に②を少量ずつ徐々に加え，1Lに定容する

ビアール反応
　□ビアール試薬　　　　　　　　　　　　　　　　　☞使用の都度，調製する。
　　〔調製法〕① オルシン0.5gを30％塩酸250mLに溶解する
　　　　　　② 25％エタノール100mLに溶かす
　　　　　　③ 10％塩化第二鉄溶液1mLを加え混合する

セリワノフ反応
　□セリワノフ試薬
　　〔調製法〕レゾルシノール0.05gを希塩酸（濃塩酸：水＝1：2）100mLに溶解する

バーフォード反応
　□バーフォード試薬　　　　　　　　　　　　　　　☞保存中に沈殿が生じたときは，ろ過して使用する。
　　〔調製法〕① 酢酸第二銅・二水和物13.4gを純水200mLに溶解する
　　　　　　② 氷酢酸1.8mLを加え，よく混和する

ヨウ素でん粉反応

□ヨウ素ヨウ化カリウム溶液

〔調製法〕　① ヨウ化カリウム 1g を約 15mL の純水に溶解する
　　　　　② ヨウ素 0.2g を加え，完全に溶解する
　　　　　③ 純水で 100mL に定容する

準備する器具

□試験管（φ 16.5 × 105mm）　　□ウォーターバス　　□駒込ピペット　　□試験管立て

表2-5　糖類の定性実験　6つの反応

反応名	試薬・操作・反応	呈色・特異性
モーリッシュ反応[*1] （Molisch）	①各試料溶液 2mL を試験管にとる ②5％1－ナフトール・エタノール溶液 2滴を加え混ぜる ③駒込ピペットで濃硫酸 2mL を静かにゆっくり流し込む[*1] ④下層（硫酸）と上層（糖液）の境界面に輪が生じる[*2] ・糖と濃硫酸の脱水反応で生じたフルフラールと1－ナフトールとの呈色反応	・赤紫色 ・呈色物質：糖一般，ただしアミノ糖・糖アルコールはごくわずかにしか反応しない
ベネジクト反応 （Benedict）	①各試料溶液 0.5mL を試験管にとる ②ベネジクト試薬 2mL を加えよく混合する ③沸騰浴中で 2分間加熱する ④沈殿を生じる ・還元糖が Cu^{2+} を Cu^+（Cu_2O）に還元する反応	・黄赤色～緑褐色 ・呈色物質：還元糖
ビアール反応 （Bial）	①各試料溶液 1mL を試験管にとる ②ビアール試薬 4mL を加え混合する ③沸騰浴中で 1分間加熱する ④呈色反応を示す ・ペントースと無機酸の加熱で生成されるフルフラールが，オルシノールと縮合する反応でオルシノール反応ともいわれる	・透明な緑色～青色 ・呈色物質：ペントース（五単糖）
セリワノフ反応 （Seliwanoff）	①各試料溶液 0.5mL を試験管にとる ②セリワノフ試薬 3mL を加え混合する ③沸騰浴中で 5分間加熱する ④呈色反応を示す	・赤色～暗赤色 ・呈色物質：ケトース・ケトースを含む糖類（スクロースなど）
バーフォード反応 （Barfoed）	①各試料溶液 0.5mL を試験管にとる ②バーフォード試薬 3mL を加え混合する ③沸騰浴中で 5分間加熱する ④沈殿を生じる ・二糖類よりも単糖類のほうが酸性溶液中で 2価の銅イオンを還元する作用が強いことを利用する反応	・赤色 ・呈色物質：単糖類[*3]
ヨウ素-でん粉反応	①各試料 2mL を試験管にとる ②ヨウ素ヨウ化カリウム溶液 5滴を加え混合する ③呈色反応を示す ・でん粉を構成するアミロース・アミロペクチンがヨウ素－でん粉複合体を形成することによる呈色反応	・青紫色～濃青色 　アミロペクチンは赤紫色 　グリコーゲンは褐色を呈する ・呈色物質：アミロース（直鎖構造）

*1　試験管がかなり熱くなるので，もつ位置に注意。加え方によっては激しく沸騰（突沸）し，危険である。混ぜてはいけない。使い捨て手袋と安全めがねの着用を勧める。
*2　全く反応しないときは少しゆすってみるとよい。ソルビトールやキシリトールは，わずかに反応する。グルコサミン塩酸塩もわずかに反応し，黄緑色の輪と赤紫色の輪が観察できる。
*3　単糖類は，二糖類よりも短時間で亜酸化銅の赤色沈殿を生じるが，加熱を続けると二糖類も反応するので注意が必要である。

課題

（1）それぞれの試薬に対する反応性を表に整理し，8種類の糖質を分別せよ。

2 糖の定量

（1）還元糖の定量　ソモギー法

　還元糖の定量法のうち，ソモギー法は滴定法と比色法に大別できる。滴定法は特別な装置を必要とせず簡便であるのに対し，比色法（ソモギー・ネルソン法と呼ばれることが多い）では分光光度計が必要であるが，多量の試料を迅速に分析することができる。還元性末端の反応性を利用するため，非還元糖（スクロース，トレハロースなど）や多糖は直接測定できず，加水分解する必要がある。

❋ 目　的
　清涼飲料水（液糖を使用しているもの）や醸造酒（ワイン，日本酒，ビールなど）中の還元糖量（直接還元糖）の測定を例に，ソモギー法（滴定法）で還元糖量を測定し，栄養成分表示の値と比較検討する。

準備する試料
　□清涼飲料水（ブドウ糖果糖液糖を使用しているものがよい）　　□醸造酒（ワイン，日本酒など）

準備する試薬
　□グルコース標準溶液（100mg/mL）
　□ソモギー A液
　　〔調製法〕①　酒石酸カリウムナトリウム 90g とリン酸三ナトリウム 225g に脱イオン水を加え 700mL とする
　　　　　　　②　硫酸銅 30g に脱イオン水を加え 100mL とする
　　　　　　　③　ヨウ素酸カリウム 3.5g に脱イオン水を加え 30mL とする
　　　　　　　④　①に②③を加え脱イオン水を加えて全量を 1L とする
　□ソモギー B液
　　〔調製法〕シュウ酸カリウム 90g とヨウ化カリウム 40g に脱イオン水を加えて 1L とする
　□0.05 mol/L チオ硫酸ナトリウム滴定溶液（実験当日調製する）
　　〔調製法〕チオ硫酸ナトリウム五水和物 12.409g を量りとり，脱イオン水で 1L 定容とする
　□1mol/L 硫酸
　□でん粉指示薬
　　〔調製法〕①　水 80mL とでん粉 1g を混合し，加熱溶解する
　　　　　　　②　塩化ナトリウム 20g を加えて全量を 100mL とする

準備する器具
　□三角フラスコ（100mL）　　□セラミック金網　　　　□三脚
　□ホールピペット　　　　　　□メスカップ（10mL）　　□メスフラスコ（100mL）
　□メスシリンダー（20mL）　　□ビュレット　　　　　　□試験管ばさみ
　□安全めがね

📖 基礎知識

ソモギー法の原理
　還元糖をアルカリ性銅試薬と加熱して生じた銅（Cu^+）がヨウ素酸カリウム（KIO_3）とヨウ化カリウム（KI）から硫酸酸性において遊離するI_2を定量的に消費するので，残存するヨウ素（I_2）をチオ硫酸ナトリウム（$Na_2S_2O_3$）液で滴定して消費したI_2量を求め，これから糖量を知る方法である。
1．還元糖をアルカリ性溶液中で硫酸銅（$CuSO_4$）と加熱し，
　　　Cu^{2+} ＋ 還元糖 → Cu_2O

2. 生じたCu^+をKIO_3とKIから硫酸酸性において遊離するI_2と反応させ，

$$KIO_3 + 5KI + 3H_2SO_4 \rightarrow 3I_2 + 3H_2O + 3K_2SO_4$$
$$Cu_2O + H_2SO_4 \rightarrow 2Cu^+ + SO_4^{2-} + H_2O$$
$$2Cu^+ + I_2 \rightarrow 2Cu^{2+} + 2I^-$$

3. 残りのI_2を$Na_2S_2O_3$で滴定して消費したI_2の量を求め，

$$2Na_2S_2O_3 + I_2 \rightarrow Na_2S_4O_6 + 2NaI$$

4. 消費したI_2量から糖量を計算する。

❶ ソモギーA液 10mL（ホールピペット），適宜希釈した試料溶液 5mL（ホールピペット），脱イオン水 15mL（メスシリンダー）を三角フラスコに加えよく混ぜる

☞ ブランク試験は水 5mL で行う。

❷ アルミホイルでふたをして，沸騰浴で5分間加熱する

❸ 冷却する

❹ ソモギーB液 10mL（ホールピペット）を加える

☞ 静かに移動する。決して振り混ぜない。生成したCu_2Oの沈殿を空気に触れないようにする。

❺ 1mol/L 硫酸 10mL（メスカップ）を加え，混合する

❻ 2分間放置後，0.05mol/L チオ硫酸ナトリウム滴定溶液で滴定する

❼ ヨウ素の褐色がほとんど消えたら（透明な緑色）でん粉指示薬2滴を加える

☞ ヨウ素-でん粉反応はきわめて鋭敏なため，でん粉指示薬を加えることでわずかに残存するヨウ素が検出される。

❽ 滴定を続け，透明な青色に変わる時点を滴定終点とする

◆計 算

$$試料中の還元糖量（\%） = \frac{\gamma \times (V_0 - V) \times F}{1,000} \times \frac{1}{B} \times \frac{A}{S} \times 100$$

- S ＝試料の重量（g），容量（mL）
- A ＝調製した試料希釈液量（mL）
- B ＝実験に用いた調製試料溶液量（mL）
- V_0 ＝試料のかわりに水を用いたときの滴定値（mL）
- V ＝試料溶液を用いたときの滴定値（mL）
- F ＝0.05mol/L-チオ硫酸ナトリウムの力価
- 1,000 ＝ mg を g に補正するための除数
- γ ＝各種単糖類の 0.05mol/L-チオ硫酸ナトリウム滴定溶液 1mL に相当する量

各種糖類のγの値（mg/mL）

グルコース 1.45	フラクトース 1.44	マルトース 2.62	キシロース 1.35

課題

（1）ソモギー・ネルソン法（比色法）について調べてみよう。

（2）ショ糖を含む飲料中の糖質量を測定するにはどのような方法が考えられるか。

（2）全糖の定量　フェノール・硫酸法

糖は，強い酸と処理すると脱水されてフルフラールまたはその誘導体を生成し，これがフェノールと反応して褐色を呈する。強酸処理では，一般的に多糖・オリゴ糖は単糖に加水分解されるので，本法では前処理の必要なく全糖量を求めることが可能である。

準備する試料
□清涼飲料水　　□難消化性デキストリンを使用した茶飲料など

準備する試薬
□濃硫酸（特級）
□5％フェノール溶液
〔調製法〕フェノール（常温では固体のため，60℃程度の湯浴にて融解させたものを量りとる）5gを純水に溶解し，100mLに定容する　☞褐色びんに保管する。

基礎知識

フェノール・硫酸法について

硫酸処理を基本とする定量法には，フェノール・硫酸法のほかに，アンスロン・硫酸法，カルバゾール硫酸法，システイン・硫酸法，オルシン・硫酸法がある。いずれも，硫酸によって生じたフルフラールを各種試薬と反応させ生じた発色量を定量する。

フェノール・硫酸法は，加熱の必要がなく操作が簡単で，多量の試料を一斉に分析するときは便利である。具体的には，カラムクロマトグラフィーによって単離される糖類の溶出曲線を描くためにきわめて好都合である。

試薬も安価であり，しかも安定である。たんぱく質の共存による影響が少なく，糖たんぱく質中の糖量の測定にも用いられる。

注意する点としては，糖により発色量やスペクトルが異なることである。特に，アミノ糖やデオキシ糖はほとんど発色しない。

反応系のフェノール量と発色量との間にも相関があるので，定量に際し加えるフェノールの量は一定でなければならない。一方で，反応系の割合を変えなければほぼ一定の発色を示すことから，糖液：フェノール溶液：濃硫酸 = 1：1：5の割合を変えなければスケールダウンも可能である。実際，筆者の研究室では，0.1：0.1：0.5mLの割合で混合し，ミクロセルを用いてカラムクロマトグラフィーのフラクション分析に用いている。

❶ 試料溶液を10倍きざみに1,000倍まで希釈する

❷ 希釈した，試料溶液および，検量線用標準溶液0.5mLを試験管にとる

❸ 5%フェノール溶液0.5mLを加え，よく混ぜる

❹ 濃硫酸2.5mLを速やかに加え，よく混ぜる

❺ 10分間放置する

❻ 分光光度計で490nmの吸光度を測定する

❼ グルコース溶液(10，50，100μg/mL)の標準溶液を作成する
グルコース100mgを測りとり，1,000mLに定容(100μg/1mL)し，表に示すように希釈する

❽ 測定を行い，検量線を作成する

ワンポイントアドバイス

ここでは，一般的に実験室で用いられる小試験管(ϕ16.5×105mm)でできるようにスケールを1/2にした。オリジナルの容量で実施するときは，口径の太い試験管を用いるほうがよい。

☞ 濃硫酸は液面に直接滴下するようにする（ジュッと音がする）。
急激に発熱するので十分注意する。
濃硫酸の添加は，ディスペンサー(図)を使うと一定量を添加でき誤差が少なく便利である。

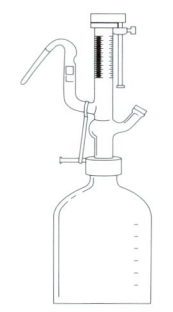

表2-6

グルコース濃度（μg/mL）	0	10	50	100
標準溶液採取量（mL）	0	1	5	10
純水（mL）	10	9	5	0

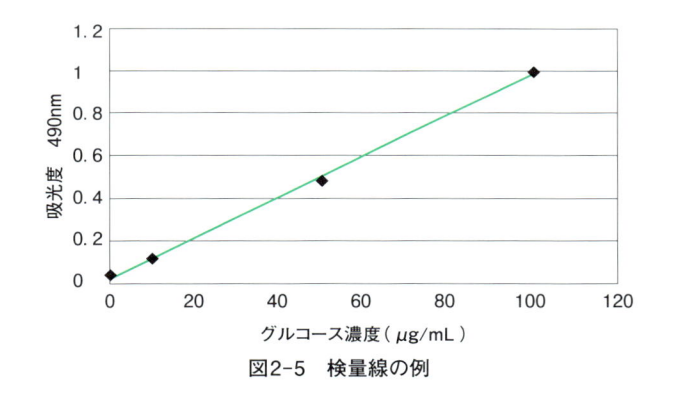

図2-4 ディスペンサー

図2-5 検量線の例

4. 炭水化物に関する実験

3 でん粉の分離と性質

でん粉は食品中で最も重要な炭水化物源である。いも類，穀類のでん粉を調製し，性質を観察してみよう。

基礎知識

いも類・穀類からのでん粉の調製

馬鈴薯をはじめとするいも類の根茎は水分含量が高いため，でん粉を調製する際に浸漬の過程を必要としない。たんぱく質や脂質も少なく除たんぱくの操作もほとんど必要ない。また，ポリフェノールオキシダーゼ活性が強いため，磨砕時に褐変しやすい。

米のでん粉は，たんぱく質と強く結合しているため，薄いアルカリ溶液（0.2% NaOHなど）で抽出する。除たんぱくが必要である。

（1）でん粉の分離

準備する試料
- □じゃがいも1コ　　□さつまいも1本　　□うるち米10g　　□もち米10g　　□小麦粉20g

準備する試薬
- □0.2%水酸化ナトリウム水溶液40mL　　□エタノール

準備する器具
- □ビーカー（500mL）　□メスシリンダー（50mL）　□漏斗台　□電子天秤
- □おろし金　　　　　□さらし布　　　　　　　　□乳鉢　　□乳棒
- □ろ紙　　　　　　　□薬さじ（ミクロスパーテル）□洗浄びん　□ファルコンチューブ

準備する装置
- □遠心分離機

実験1：じゃがいも・さつまいもからのでん粉の分離

1. じゃがいも，さつまいもをよく洗って，100gを量りとる
2. おろし金でおろし，一重のさらし布でくるむ
3. ビーカーに水道水を入れ，さらし布で包んだ試料を水中でよくもみ，でん粉をもみ出す
4. 布に残った繊維分を捨て，ビーカーを静置してでん粉を沈殿させる
5. 上澄液を捨て，再び水道水を加えてかき混ぜ，静置してでん粉を沈殿させる
   この操作を4～5回繰り返す
6. 少量の純水を加えて，ろ紙でろ過する
   ろ紙上にでん粉（生でん粉）が残る

> **ワンポイントアドバイス**
> 沈殿の形成に時間がかかるときは，米でん粉の分離方法を参考に，遠心分離して回収してよい。

☞エタノールで洗浄し，その後，アセトンで洗浄すると乾燥が早い。

実験2：米からのでん粉の分離

1. 白米 10g を量りとり，乳鉢に入れ，粗く砕く
2. 0.2%水酸化ナトリウム水溶液 10mL を加えて，米の粒子を膨潤させる
3. やわらかくなったら，磨砕する
4. 0.2%水酸化ナトリウム水溶液 30mL を加え，さらに粉砕する
5. 50mL をファルコンチューブに移し，遠心分離（2,000rpm，5分間）する
6. 上澄を捨てて，沈殿に純水を加えて，よく懸濁し，再度遠心分離（2,000rpm，5分間）する
7. 上澄を捨てて，沈殿にエタノール 40mL を加えて，よく懸濁し，再度遠心分離する
8. 上澄を捨てて，沈殿をろ紙上に移し，乾燥させる

> **ワンポイントアドバイス**
> 米粒が残っていない程度にくだく。かなり力と根気が必要。粉砕を粉砕機でしたり，上新粉と白玉粉を粉砕試料として代用してもよい。

> **ワンポイントアドバイス**
> できるかぎり滑らかになるまで磨砕する（20～30分間程度）。

実験3：小麦粉からのでん粉の分離

1. 小麦粉 20g を量りとり，ビーカーに入れる
2. 水道水 12mL を加えて，薬さじでよく混ぜる
3. 生地がまとまってきたら，手を使ってよく練って，30分間程度ねかせる
4. 生地をさらし布にくるんで，水道水の入ったビーカーに入れ，でん粉を水中にもみ出す
5. 布に残った繊維分（グルテン）を捨て，ビーカーを静置してでん粉を沈殿させる
6. 実験1の⑤⑥と同様に，でん粉を洗浄し，生でん粉を得る

> **ワンポイントアドバイス**
> 沈殿の形成に時間がかかるときは，米でん粉の分離方法を参考に，遠心分離して回収してよい。

（2）でん粉粒の顕微鏡観察

準備する器具

- □ スライドグラス
- □ カバーグラス

準備する装置

- □ 光学顕微鏡

1. でん粉粒をごく少量スライドグラスにとり，水1～2滴を加え空気を入れないようにカバーグラスをかぶせる
2. 顕微鏡下で観察し，スケッチする

（3）ヨウ素でん粉反応

準備する試薬
- □ヨウ素ヨウ化カリウム溶液
  〔調製法〕p.41参照

準備する器具
- □試験管　　□駒込ピペット　　□ウォーターバス

❶ 少量のでん粉（ミクロスパーテル1かき分）をとり，純水2mLとともに試験管にとる

❷ ヨウ素ヨウ化カリウム溶液数滴を加えよくかき混ぜ，様子を観察する

❸ 試験管ごとウォーターバスに入れて，しばらく加熱し，様子を観察する

❹ 色が消失したら，流水で冷やして，溶液の色の変化を観察する

> **ワンポイントアドバイス**
> ヨウ素ヨウ化カリウム溶液を加えたとき，沈殿しているでん粉の色が変化するか観察しよう。
> 加熱中はときどき振りまぜながら，色の変化を観察しよう。

> **ワンポイントアドバイス**
> 冷却後も着色が戻らないときは，新たにヨウ素試薬を加えて発色を観察する。

4 でん粉の酵素分解と分解過程の追跡

でん粉は，グルコースが多数結合した多糖で，酸とともに加熱したり，アミラーゼなどの分解酵素と反応させたりすると，デキストリン，オリゴ糖を経て，最終的にはグルコースにまで加水分解される。

✴ 目　的
本実験では，麹のアミラーゼを利用し，でん粉の分解過程を，でん粉の分解（ヨウ素でん粉反応の減少），還元糖量の増加，薄層クロマトグラフィー（TLC）による分析を通じて追跡する。

準備する試料
- □じゃがいもでん粉　　□水　　□米麹

準備する試薬
- □ヨウ素ヨウ化カリウム溶液
  〔調製法〕p.41参照
- □濃硫酸
- □ソモギー法試薬
  〔調製法〕p.42参照
- □展開溶媒（クロロホルム：メタノール：水 ＝ 95：65：15（v/v））
- □マルトオリゴ糖標準溶液（グルコース，マルトース，マルトトリオース，マルトテトラオース，各1％混合液）

準備する器具
- □三角フラスコ（500mL）　　□メスシリンダー（100mL）
- □ガラス棒　　　　　　　　　□ウォーターバス
- □温度計　　　　　　　　　　□試験管
- □薬さじ（ミクロスパーテル）　□メスピペット3本（1mL，5mL，10mL）
- □毛細管　　　　　　　　　　□TLCプレート（メルク社製，シリカゲル60（5cm×10cm）など）
- □セル（プラスチック）　　　□ホットプレート

準備する装置
- □分光光度計　　□展開槽　　□乾燥器（60℃）

❶ 三角フラスコにじゃがいもでん粉 20g を量りとり，水道水 300mL を加えよくかき混ぜる

❷ ウォーターバスを用いて100℃で糊状になるまで加熱する

❸ ウォーターバスの温度を約60℃に下げる（フラスコ内も）

❹ 米麹を15g加え，温度を約60℃に保ちながら1時間加温し糖化する

❺ 米麹を加える前と，米麹を加えた後，15分毎にサンプリングし，ヨウ素でん粉反応，ソモギー反応，TLCプレートにスポットを行い，糖化の経時変化を観察する

（1）ヨウ素でん粉反応

❶ 試験管に10mLの純水をとっておく ☞糖類の定性実験の項pp. 40〜41参照。

❷ サンプリング液 0.1mL を加え，希釈液をつくる

❸ 希釈液 3mL を別の試験管にとり，ヨウ素ヨウ化カリウム溶液 0.1mL を加える

❹ よく混合し，波長620nmでの吸光度を測定する

（2）ソモギー反応

❶ ヨウ素でん粉反応の②の希釈液 5mL を試料溶液として，ソモギー法で還元糖量を測定する ☞ソモギー法の項pp. 42〜43参照。

（3）薄層クロマトグラフィー（TLC）

❶ サンプリング液を毛細管で採取し，TLCプレートにスポットする

❷ マルトオリゴ糖標準溶液を同様にスポットする

❸ 展開溶媒を入れた展開槽にTLCプレートを入れ，展開する

❹ 上端から1cm程度まで展開できたら，プレートをとり出し，60℃の乾燥器に5分間入れ乾燥させ，ドラフト室で発色試薬（濃硫酸）を噴霧する

❺ 150〜170℃のホットプレートで加熱し発色させる

5 ペクチンの分離・分析（ゲル化）

※ 目　的
　ここでは，柑橘類の果皮からペクチンを分離し，そのペクチンを使ってペクチンのゲル化を観察してみよう。

（1）ペクチンの分離

準備する試料
- □かんきつ類の果皮 30g（およそグレープフルーツ 1/2 個分，果皮の白い部分を細かく刻む）

☞果皮全体を使うとペクチンの収率が低下する。
りんごの搾りかす，未熟なうめなどでもできる。

準備する試薬
- □0.2%クエン酸水溶液 120mL　　□エタノール 500mL

準備する器具
- □ビーカー（500mL）　□メスシリンダー　□薬さじ　□ガスコンロ　□電子天秤
- □乳鉢　□乳棒　□ろ紙　□漏斗台　□洗浄びん
- □さらし布　□ブフナー漏斗　□吸引びん　□金網

📖 基礎知識

　ペクチンは野菜や果物，特にかんきつ類，リンゴの皮に多く含まれる細胞壁や細胞間質に含まれる多糖類である。D-ガラクツロン酸が $\alpha-1,4$ 結合で直鎖状に結合しており，D-ガラクツロン酸のカルボキシル基の一部がメチルエステル化されている。

　ガラクツロン酸のうちおよそ 2/3 以上がメチルエステル化されたものが主成分のとき，高メトキシルペクチンと呼ばれる。高メトキシルペクチンは，スクロース60％以上，pH3.0 程度の条件下でゲル化するため，ジャムやマーマレードの製造に用いられている。

　一方，ペクチンを希酸や酵素で処理してメチルエステルを減らしたものを低メトキシルペクチン，メトキシル基がなくなったものをペクチン酸という。低メトキシルペクチンやペクチン酸は，カルシウムイオンなどの二価金属イオンでゲル化するため，低糖度のゼリーやジャムの製造に用いられる。

① 果皮 30g をビーカーに量りとる

② ビーカーに 0.2% クエン酸水溶液 120mL を加える

③ アルミホイルでふたをして，金網上で加熱し，30分間煮沸する
　☞ 空焚きしないように，水分量に注意する。水分が足りなくなったら適宜加え，ひたひた位を保つ。

④ 冷却し，さらし布でろ過する（ギュッとよく絞る）

⑤ ろ液の体積の4倍量のエタノール（約 400mL）を加え，よくかき混ぜる
　☞ 直ちに透明なゲル状の沈殿が現れる。スパーテルでよく分散させる。

⑥ ブフナー漏斗と吸引びんを準備し，ろ紙でろ過する

⑦ ろ紙上にペクチンが残るので，その上にエタノール 100mL を加える

⑧ ろ紙上のペクチンをよく絞り，ろ紙ごととり出し，乾燥させる（60℃で3時間くらい）
　☞ 真空デシケータで乾燥してもよい。

⑨ 乾燥させたら，回収できたペクチンの重さを測定する

（2）ペクチンのゲル化

準備する試料
- □ ペクチンの分離でつくったペクチン（または，試薬のペクチン）
　☞ 乳鉢などを用いてよく砕いておくこと

準備する試薬
- □ ショ糖 30g　□ クエン酸 0.2g　□ 水 30mL

準備する器具
- □ ビーカー（100mL）　□ ガスコンロ　□ メスシリンダー
- □ 電子天秤

① ビーカーにショ糖 30g とペクチン 0.2g を量りとる

② 水 30mL を加え，加熱しながら溶解する

③ クエン酸 0.2g を加える

④ さらに加熱を続け，約 2/3 量になるまで煮つめて，放置するとゼリー状になる

☞ 粉の状態でよくかき混ぜておく。ペクチンが固まると溶解しにくい。先にショ糖を測り，その上にペクチンをのせるようにする。
☞ 激しく沸騰しないように火力を調節する。
☞ クエン酸は，ショ糖とペクチンが溶解してから加える。途中で加えると沈殿を生じることがある。
☞ 水とショ糖でおよそ 50mL になるので，30mL を目安にするとよい。約30分。
☞ 水浴にして荒熱をとり，30分程度放置する。

4. 炭水化物に関する実験

5. ビタミンCに関する実験

　ビタミンCの化学名はL-アスコルビン酸で，これは酸化還元反応に関与する。ビタミンCには，L-アスコルビン酸（AsA，還元型ビタミンC）とL-デヒドロアスコルビン酸（DAsA，酸化型アスコルビン酸）がある。それぞれが，生体内では簡単に相互変換するため，両者の効力は同等である。食品成分表では，両者を合わせたものを総ビタミンC量としている。ビタミンCを含む新鮮な食品は，ほとんどが還元型ビタミンCとして存在しているが，食品の調理，加工や劣化によって酸化型に変換される。

　ビタミンCの定量では，L-アスコルビン酸の還元作用によって2,6-ジクロロフェノールインドフェノールを脱色させる「インドフェノール法」と，酸化型ビタミンCからの生成物を2,4-ジニトロフェニルヒドラジンで反応させて生じるオサゾンを測定する「ヒドラジン法」がある。「インドフェノール法」は還元型ビタミンCを簡易に測定できるが，共存する還元物質もビタミンCとして測定されることや，着色試料は滴定の終点がわかりにくい点が問題である。「ヒドラジン法」は，酸化型ビタミンCから生成するオサゾンを測定するので特異性が高く，精度がよくビタミンCを定量できる。日本食品成分表のビタミンCの定量では，さらに精度が高い「HPLC法」（ヒドラジン法-HPLC法）が使用されている。

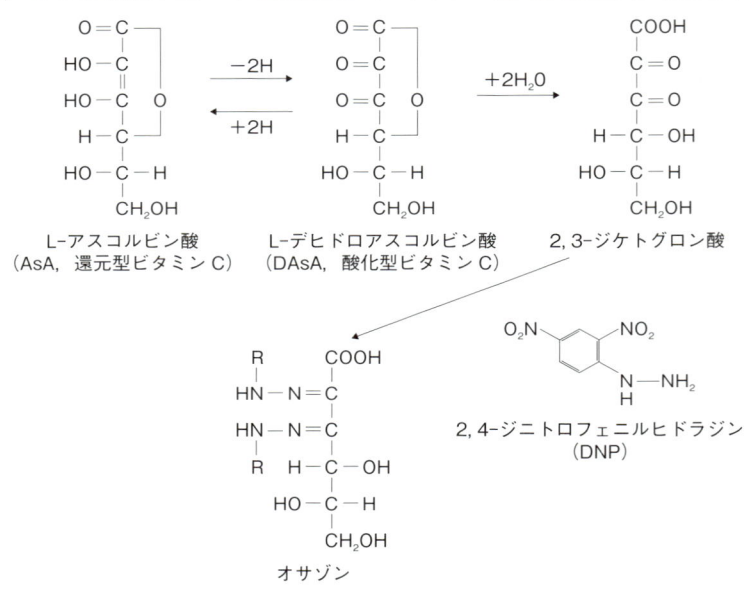

📖 基礎知識

ビタミンCを定量する　ヒドラジン法

　食品中の還元型ビタミンを酸化して酸化型ビタミンCとし，食品中に存在する酸化型アスコルビン酸と一緒に定量するのがヒドラジン法である。
　① L-アスコルビン酸をインドフェノールでL-デヒドロアスコルビン酸に酸化させる
　② 2,3-ジケトグロン酸へ不可逆的に変化させ，2,4-ジニトロフェニルヒドラジン（DNP）と反応して生じるオサゾン（赤色）を比色定量する
　総ビタミンCの定量法として用いられてきたが，2,4-ジニトロフェニルヒドラジンと反応してオサゾンを生成する化合物が存在する場合に誤差が生じることから，HPLC法が使用されるようになった。

1 お茶の浸出条件とビタミンC含量　HPLC法

　お茶浸出液中の総ビタミンC（還元型ビタミンC，酸化型ビタミンC）含量をHPLC法にて定量する。お茶浸出液中のL-アスコルビン酸を2,3-ジケトグロン酸に変換し，DNPを反応させるところまでヒドラジン法と同様であり，生成したオサゾンを酢酸エチル層に転溶し，上層を採取し，その後，硫酸ナトリウム（無水）で酢酸エチル層を脱水し，試料溶液とする。その後，HPLCにて試料ビタミンCを定量する。

❋ 目　的
　食品中に含まれる総ビタミンCを，HPLC法を用いて定量する。

準備する試料
□緑茶（煎茶，玉露など）

準備する試薬
□5％メタリン酸
□0.2％インドフェノールナトリウム2水和物溶液
□2％チオ尿素-5％メタリン酸溶液
□2％2,4-ジニトロフェニルヒドラジン-4.5 mol/L 硫酸溶液
□酢酸エチル
□硫酸ナトリウム（無水）
□L-アスコルビン酸標準溶液（100μg/mL に5％メタリン酸で調製）
□酢酸
□n-ヘキサン

準備する器具
□オートピペット　　□三角フラスコ（小）　　□ビーカー　　　　　　□漏斗
□ろ紙　　　　　　　□共栓つき試験管（小）　□順相系HPLCカラム　□電子天秤
□薬さじ（小）

準備する装置
□恒温水槽
□高速液体クロマトグラフィー（HPLC）可視部吸光検出器つき
□振とう機

📖 基礎知識

ビタミンCを定量する　HPLC法
　ビタミンCは，酸素や酵素（アスコルビナーゼ）によってすばやく酸化される。とりわけ中性，アルカリにおいては著しいが，酸性溶液中では比較的に安定である。メタリン酸中では酸化型，還元型ビタミンCは比較的安定であり，さらに，食品中のビタミンCを定量する場合に影響を及ぼすたんぱく質を変性凝集させて除去することもできるため，メタリン酸溶液は試料からビタミンCの抽出に利用されている。
　HPLC法は，お茶浸出液中のL-アスコルビン酸を酸化型に変換して総ビタミンを定量している。そのため，インドフェノールを加えない場合は，酸化型ビタミンCのみを定量することができる。総ビタミン量から酸化型ビタミンC量の差を求めることにより，還元型ビタミンC量を算出することもできる。

実験1：試料の調製

❶ 緑茶 10g を各温度，時間の条件で浸出液を得る（煎茶を90℃熱水 430mL，1分間抽出など）

❷ ろ過し，ろ液を得て試料とする

❸ 共栓つき試験管（小）に 1mL 分注する

❹ 5％メタリン酸 1mL を加える

❺ インドフェノール溶液を加える

❻ 2％チオ尿素-5％メタリン酸溶液 2mL を加える

❼ 2％2,4-ジニトロフェニルヒドラジン-4.5mol/L 硫酸溶液 0.5mL を加え，よく振り混ぜる

❽ 試験管に栓をして，50℃の恒温水槽で90分間加温する

❾ 水冷して室温に戻す

❿ 酢酸エチル 2mL を加える

⓫ 振とう機で60分間振り混ぜる

⓬ 静置後分離した二層の上層をパスツールピペットで採取する
これを三角フラスコ（小）に入れる

⓭ 硫酸ナトリウム（無水）を薬さじ（小）1杯ほど加え，脱水する（30分間以上放置する）

⓮ 試料溶液とする
各濃度のL-アスコルビン酸標準溶液についても同様に❸～⓮の操作を行う

> **ワンポイントアドバイス**
> ビタミンCとして約 10μg/mL になるような希釈がよい。
>
> ☞ メタリン酸は，不安定なL-アスコルビン酸を安定化させるため抽出時に加える。
> ☞ 30秒間経過しても色が消えなくなるまで添加する。

> **ワンポイントアドバイス**
> オサゾンを生成させる反応である。

> **ワンポイントアドバイス**
>
> | 試料 |
> | --- |
> | 5％メタリン酸溶液とケイ砂を加え磨砕抽出 遠心分離，ろ過 |
>
> | ろ液 |
> | --- |
> | インドフェノール溶液添加 2％チオ尿素-メタリン酸を加える 2％2,4-ジニトロフェニルヒドラジン-4.5mol/L 硫酸溶液を加える 加熱（50℃） |
>
> | 85％硫酸を添加 | 酢酸エチルへ転溶 硫酸ナトリウム（無水）で脱水 |
> | --- | --- |
> | 吸光度（540nm）測定 | HPLC 測定 |
> | ヒドラジン法 | HPLC 法 |

実験2：HPLC法によるビタミンCの測定

❶ 試料溶液 20μL をHPLCに注入する

❷ ビタミンCのピーク高さを測定する

❸ 実験1で得た各濃度のL-アスコルビン酸標準溶液について，20μLをHPLCに注入する

❹ 濃度（x）とHPLCピーク高さ（y）から検量線（$y = ax$）を作成する

❺ 検量線を用い，試料溶液のビタミンCのピーク高さから濃度（A）を求める

◆高速液体クロマトグラフの操作条件
1. カラム：順相系カラム
   　　例えば，センシュウ科学Silica-2150-N（100）
2. 移動相：酢酸：n-ヘキサン：酢酸エチル混液（1：4：5，v/v/v）
3. 流速：1.5mL／分
4. カラム温度：40℃
5. 波長：495nm

◆計　算

$$\text{総ビタミンC含量（mg/100g）} = \frac{A \times V \times N}{W \times 1,000} \times 100$$

A：検量線より求めた試料溶液中のビタミンC濃度（μg/mL）
V：定容量（mL）
N：希釈倍率
W：試料の採取量（g）

5. ビタミンCに関する実験

課題

（1）各種緑茶の浸出液中の総アスコルビン酸を定量（mg／食品100g）してみよう。
（2）緑茶の種類と総ビタミンC量を考察しよう。
（3）測定値と食品成分表の数値を比較し，考察しよう。

2 もみじおろしのビタミンC含量　インドフェノール法

　インドフェノール法は，酸化還元反応を用いて試料中の還元型ビタミンCを定量する。一定量のインドフェノール溶液に既知濃度のL-アスコルビン酸を滴下し，一方，同量のインドフェノール溶液に未知濃度の検液を滴下する。両滴定量から試料中の還元型ビタミンC濃度を算出する。

　だいこん，にんじん，もみじおろしに含まれるL-アスコルビン酸（還元型ビタミンC）を，インドフェノールの酸化還元反応を用いた滴定により定量する。

※ 目　的

　還元型ビタミンC（AsA）は，食品加工，調理時には植物性食品の組織破壊により生成する酵素（アスコルビナーゼ）によって酸化型ビタミンC（DAsA）に酸化される。だいこん，にんじん，もみじおろしのL-アスコルビン酸を定量し，アスコルビナーゼによるL-アスコルビン酸の酸化を調べる。

準備する試料
- □にんじん　　□だいこん

準備する試薬
- □0.04mg/mL アスコルビン酸標準溶液
  - 〔調製法〕L-アスコルビン酸 4mg を 2％メタリン酸 100mL に溶解する
- □1/6,000mol/L ヨウ素酸カリウム標準溶液
  - 〔調製法〕ヨウ素酸カリウム 0.357g を蒸留水で溶かし 100mL としたものを原液とし，使用時に原液 1mL を正確に蒸留水で 100mL にする
- □1％可溶性でん粉溶液指示薬（加熱溶解しておく）
- □2％と5％メタリン酸溶液
- □6％ヨウ化カリウム溶液
- □0.01mg/mL インドフェノール標準溶液
  - 〔調製法〕2,6-ジクロロフェノールインドフェノールナトリウムの 1mg を蒸留水 100mL に溶かし，ろ過する

準備する器具
- □オートピペット　□三角フラスコ（50mL）　□ビーカー　□マイクロビュレット
- □おろし金　□薬さじ　□乳鉢　□乳棒
- □海砂　□遠沈管　□電子天秤

準備する装置
- □遠心分離機　□恒温水槽

📖 基礎知識

ビタミンCを定量する　インドフェノール法

　食品中のビタミンCは，還元型ビタミンCと酸化型ビタミンCが共存している。食品中の還元型ビタミンCのみを簡易に定量する場合は，インドフェノール法がよい。L-アスコルビン酸（AsA）に 2,6-ジクロロフェノールインドフェノール（酸化型インドフェノール，pH5.2 青色，pH4.2 赤色）を作用させると，酸化還元反応により還元型インドフェノール（無色）になる。

　インドフェノール（2,6-ジクロロフェノールインドフェノール）は酸性水溶液中で酸化型は青～赤色，還元型は無色を呈する。

アスコルビン酸標準溶液の濃度検定の反応

$$KIO_3 + 5KI + 6HPO_3 \rightarrow 3I_2 + 6KPO_3 + 3H_2O$$
$$C_6H_8O_6 (AsA) + I_2 \rightarrow C_6H_6O_6 (DAsA) + 2HI$$

ヨウ素酸カリウムは酸化剤（$6e^-$），L-アスコルビン酸は還元剤（$2e^-$）である。この反応のとき，1/6,000mol/L ヨウ素酸カリウム 1mL は，L-アスコルビン酸 0.088mg に相当する。

アスコルビナーゼについて

L-アスコルビン酸をL-デヒドロアスコルビン酸に酸化する酵素で，アスコルビン酸オキシダーゼともいう。細胞が破壊（細切，磨るなど）され，空気に触れると直ちに活性化する。熱に弱く，100℃1分間で失活する。最適はpH5.5～5.9である。かぼちゃ，きゅうり，にんじん，なす，キャベツ，カリフラワー，えんどう，とうもろこし，メロンなどに存在し，特に，かぼちゃ皮，きゅうり内部に多く含まれる。だいこん，ねぎには存在しない。また，哺乳類組織，牛乳などには存在しない。

実験1：アスコルビン酸標準溶液の検定

❶ アスコルビン酸標準溶液 5mL を三角フラスコに採取する

❷ ヨウ化カリウム溶液 0.5mL を加える

❸ でん粉溶液指示薬数滴を加える

❹ マイクロビュレットからヨウ素酸カリウム標準溶液を滴下する

❺ 青色を認める一滴手前を滴定終点とする

実験2：インドフェノール標準溶液の標定

❶ 三角フラスコにインドフェノール標準溶液 5mL を採取する

❷ マイクロビュレットからアスコルビン酸標準溶液を滴下する

❸ インドフェノール標準溶液が無色となる時点を滴定終点とする

☞インドフェノール溶液は，保存中に変化しやすいため，アスコルビン酸標準溶液で検定する必要がある。さらに，アスコルビン酸標準溶液は，ヨウ素酸カリウム標準溶液で検定する。

ワンポイントアドバイス

アスコルビン酸標準溶液の濃度（mg/100g）

$$= \frac{A(mL) \times 0.088 \times 100}{5}$$

A = ヨウ素酸カリウム標準溶液の滴定量

実験3：試料の滴定

❶ にんじん5g，だいこん5g，だいこん5gおよびにんじん5gをとる

❷ 乳鉢に入れ，5％メタリン酸溶液10mLと海砂約3g（薬さじ1杯程）を加え，乳棒でよく混ぜ，磨砕する

❸ 溶液部分を遠沈管に入れる

❹ 恒温水槽で37℃，約30分間保温する

❺ 遠心分離（3,000rpm，10分）する

❻ 上澄を得る

> **ワンポイントアドバイス**
> 上澄に浮遊物がある場合はろ過してろ液を得る。

❼ 2％メタリン酸溶液で20mLに定容する

❽ 3個の三角フラスコにそれぞれインドフェノール標準溶液5mLを採取する

❾ 3個の三角フラスコに3試料溶液（だいこん，にんじん，もみじおろしの抽出液上清）をマイクロビュレットから滴下する

> **ワンポイントアドバイス**
> 滴定値が0.3〜1.5mLになるように試料溶液の濃度を調製する。

❿ インドフェノール標準溶液が無色となる時点を滴定終点とする

> **ワンポイントアドバイス**
> 滴定に要する時間を1〜3分とする。

◆計　算

$$\text{食品中のL-アスコルビン酸 (mg/100g)} = b \times \frac{C}{D} \times E$$

b：アスコルビン酸標準溶液の濃度
C：インドフェノール標準溶液に対するアスコルビン酸標準溶液の滴定値
D：インドフェノール標準溶液に対する試料溶液の滴定値
E：希釈倍数

課題

（1）もみじおろしの含量と，だいこんとにんじんの和の含量を比較し，考察してみよう。

6．無機質に関する実験

1 食塩の定量　モール法（沈殿滴定）

✳ 目　的
各種しょうゆ中に含まれる塩化ナトリウムをモール法で定量し，濃度の相違から各種しょうゆの特徴を学ぶ。

準備する試料
- □しょうゆ（こいくち，うすくち，減塩）

準備する試薬
- □0.02mol/L 塩化ナトリウム標準溶液
  〔調製法〕　第1章p.6参照
- □10％クロム酸カリウム溶液
- □0.02mol/L 硝酸銀標準溶液
  〔調製法〕　第1章p.13参照

準備する器具
- □オートピペット　　□メスフラスコ（50mL）　　□三角フラスコ　　□ビーカー
- □漏斗　　□マイクロビュレット

📖 基礎知識

食塩を定量する　モール法

沈殿滴定を利用した測定法である。
① 塩化物イオンの濃度が未知である試料水溶液に濃度既知の硝酸銀水溶液を滴下する
② 塩化銀の沈殿ができる
③ 加えた硝酸銀水溶液の体積から，塩化物イオン濃度を求める

試料溶液中の塩化物イオンがすべて沈殿した（塩化銀になった）時点が滴定終点だが，肉眼では確認できないため，終点の判定指示薬として，クロム酸カリウム水溶液を加える。加えると，塩化物イオンが塩化銀になったところで，クロム酸銀の暗赤色沈殿ができるため，終点が判定できる。

実験1:0.02mol/L 硝酸銀標準溶液の標定

1. 0.02mol/L塩化ナトリウム標準溶液20mLを正確にメスフラスコに採取する
2. 蒸留水80mLを加えて希釈する
3. 指示薬として10%クロム酸カリウム溶液1mLを加え,よく混合する
4. ビュレットから0.02mol/L硝酸銀溶液をクロム酸銀の赤褐色の沈殿を生じるまで滴下(A mL)する
5. ブランク試験として,蒸留水100mLを三角フラスコに採取する
6. 指示薬として10%クロム酸カリウム溶液1mLを加え,よく混合する
7. ビュレットから0.02mol/L硝酸銀溶液をクロム酸銀の赤褐色の沈殿が生じるまで滴下(B mL)する

☞沈殿滴定実験の終点はわかりにくい場合は,あらかじめ明らかに赤褐色の沈殿が出るまでのおおよその滴定量を求めておくとよい。

◆計 算

$$\text{硝酸銀標準溶液の力価} = \frac{\text{塩化ナトリウムの力価} \times 20}{\text{硝酸銀溶液の滴定値}(A-B)(\text{mL})}$$

実験2:各種しょうゆの塩化ナトリウムの定量

1. 各種しょうゆ0.1mLをメスフラスコに採取する
2. 蒸留水を加えて50mLに定容する
3. 各種しょうゆ希釈液10mLを正確に三角フラスコに採取する
4. 指示薬として10%クロム酸カリウム溶液1mLを加え,よく混合する
5. マイクロビュレットから0.02mol/L硝酸銀標準溶液をクロム酸銀の赤褐色の沈殿を生じるまで滴下する

ワンポイントアドバイス
500倍希釈する。滴定しやすい量にするために希釈倍率を変えてもよい。

◆計 算

$$\text{塩化ナトリウム}(\%) = \frac{F \times 0.02 \times V \times 58.5}{100} \times E$$

F:硝酸銀標準溶液の力価
V:硝酸銀標準溶液の滴定値(mL)
E:しょうゆの希釈倍率

☞58.5:
塩化ナトリウム(NaCl)の分子量(Na:23,Cl:35.5)。

課 題

(1) こいくちしょうゆ,うすくちしょうゆ,減塩しょうゆなど各種しょうゆ中の食塩(塩化ナトリウム)をモール法に従って,定量(mg/100g)し,各しょうゆの特徴を考察しよう。

2 水の分析　キレート滴定

※ 目　的

　キレート滴定により，各種ミネラルウォーターに含まれるカルシウムおよびマグネシウムを定量（カルシウムおよびマグネシウム量，カルシウム量，マグネシウム量を定量する。マグネシウム量は，両測定値から算出する）し，硬度を測定する。

準備する試料

- [ ] ミネラルウォーター（軟水，硬水）

準備する試薬

- [ ] EDTA標準溶液1（EDTA-2Na 0.5%, $MgCl_2$ 0.01% 水溶液）
  - 〔調製法〕　EDTA-2ナトリウム塩 5g，塩化マグネシウム 0.10g を蒸留水に溶かして 1L とする。
- [ ] EDTA標準溶液2（EDTA-2Na 0.5% 水溶液）
  - 〔調製法〕　EDTA-2ナトリウム塩 5g を蒸留水に溶かして 1L とする。
- [ ] カルシウム標準溶液
  - 〔調製法〕　① 105℃で約24時間乾燥した炭酸カルシウム 1.25g をとり，溶解するまで希塩酸を加え，200mL の蒸留水を加え，数分煮沸する。
  - ② 冷却後，希アンモニア水で中和し，蒸留水で 1L にする。
- [ ] EBT指示薬
  - 〔調製法〕　EBT（エリオクロムブラックT）0.5g と塩酸ヒドロキシルアミン 4.5g を60%以上のエタノール 100mL に溶解する。
- [ ] 緩衝液
  - 〔調製法〕　塩化アンモニウム-アンモニア緩衝液（pH10），塩化アンモニウム 6.75g を濃アンモニア水 57mL に溶解し蒸留水で全量を 100mL とする。
- [ ] NN指示薬
  - 〔調製法〕　2-ヒドロキシ-1-(2'-ヒドロキシ-4'-スルホ-1'-ナフチルアゾ)-3-ナフトン 0.5g と無水硫酸カリウム 50g を乳鉢で粉砕混合する。
- [ ] 水酸化カリウム溶液
  - 〔調製法〕　水酸化カリウム 46g を蒸留水に溶解し 100mL とする。

準備する器具

- [ ] マイクロビュレット
- [ ] 三角フラスコ（200mL）
- [ ] ホールピペット
- [ ] オートピペット

基礎知識

硬度を測定する　キレート滴定

カルシウムおよびマグネシウムの測定には，EDTA（エチレンジアミン四酢酸）によるキレート滴定および機器分析による原子吸光法等が使用される。日本食品標準成分表では原子吸光法により定量されているが，キレート滴定は，簡易に測定できる利点がある。

カルシウムおよびマグネシウム測定では，EDTAは，水に溶けやすくカルシウム，マグネシウムなどと1：1の割合に結合して，水に可溶の安定，無色の錯体をつくる。EBT（エリオクロムブラックT）は，カルシウム，マグネシウムと結合して青色から赤色になる。滴定実験では，初めに試料中のカルシウム，マグネシウムとEBTが結合して赤色であり，そこに，EDTA標準液の滴下のためカルシウム，マグネシウムはEDTAと結合するため，EBT溶液は青色に変化する。

カルシウム測定では，NN指示薬が水中でカルシウムと結合して水溶性の赤紫色化合物をつくり，EDTAにより結合したカルシウムが奪われて青色に戻ることを利用している。EDTAはマグネシウムよりもカルシウムとより安定な錯体を形成することを利用し，この色の変化を用いてカルシウムだけを定量する。

硬度の値によって，硬水や軟水という名称で呼ばれる。世界保健機関（WHO）の基準ではアメリカ硬度に従い表のとおりである。

アメリカ硬度では，水1L中に含まれるカルシウム，マグネシウムの量（mg）を，炭酸カルシウム（$CaCO_3$）の量に換算する。

表2-7　硬度の分類，WHO　飲料水質ガイドライン

	硬度
軟水	0～60未満
中硬水	60～120未満
硬水	120～180未満
非常な硬水	180以上

実験1：カルシウムおよびマグネシウム量の測定

❶ カルシウム標準溶液10mLを正確に三角フラスコに採取する

❷ 蒸留水40mL，緩衝液1mLを加える

❸ EBT指示薬2～3滴を加える

❹ 絶えずかき混ぜながらマイクロビュレットからEDTA標準溶液1を滴下し，溶液の赤色が消え青色になった時点を滴定終点とする

$$F1 = \frac{10}{a}$$

　$F1$：EDTA標準溶液1の力価
　a：EDTA標準溶液1の滴定値（mL）

❺ 試料50mLを正確に三角フラスコに採取する

❻ 緩衝液1mLを加える

❼ EBT指示薬2～3滴を加える

❽ 絶えずかき混ぜながらマイクロビュレットからEDTA標準溶液1を滴下し，溶液の赤色が消え，青色になった時点を滴定終点とする

$$カルシウム（mg/L）= \frac{1,000}{50} \times 0.5 \times b \times F1$$

　b：EDTA標準溶液1の滴定値（mL）
　$F1$：EDTA標準溶液1の力価

☞EDTA標準溶液は使用の都度，標定する。水酸化カリウム溶液は強アルカリ性であるため取り扱いに注意すること。

> **ワンポイントアドバイス**
> 終点の色の変化にやや時間がかかるので，終点近くはゆっくり行うのがよい。しかし，反応は時間に影響を受けるので測定時間は5分間以内で行うとよい。

☞0.5：
$CaCO_3$の分子量は100.09で，Caの原子量は40.08である。$CaCO_3$ 1.25g中には$1.25 \times \frac{40.08}{100.09} = 0.5$gの$Ca^{2+}$を含み，1Lに溶かしているため1mLには0.5mg含まれる。EDTA標準溶液1mLはCa^{2+} 0.5mgに相当するため×0.5になる。

> **ワンポイントアドバイス**
> 終点の色の変化にやや時間がかかるので，終点近くはゆっくり行うのがよい。しかし，反応は時間に影響を受けるので測定時間は5分間以内で行うとよい。

実験2：カルシウム量の測定

① カルシウム標準溶液 10mL を正確に三角フラスコに採取する

② 蒸留水 40mL，水酸化カリウム溶液 1mL を加える

③ NN指示薬 0.2g をかき混ぜながら加える

④ 絶えずかき混ぜながらマイクロビュレットからEDTA標準溶液2を滴下し，赤紫色が青色になった時点を滴定終点とする

$$F2 = \frac{10}{c}$$

F2：EDTA標準液2の力価
c：EDTA標準溶液2の滴定値（mL）

⑤ 試料 50mL を正確に三角フラスコに採取する

⑥ 水酸化カリウム溶液 1mL を加える

⑦ NN指示薬 0.2g をかき混ぜながら加える

⑧ 絶えずかき混ぜながらマイクロビュレットからEDTA標準溶液2を滴下し，溶液の青色が消えた時点を滴定終点とする

$$カルシウム（mg/L）= \frac{1,000}{50} \times 0.5 \times d \times F2$$

d：EDTA標準溶液2の滴定値（mL）
F2：EDTA標準溶液2の力価

☞ EDTA標準溶液は使用の都度，標定する。水酸化カリウム溶液は強アルカリ性であるため取り扱いに注意すること。

ワンポイントアドバイス
終点の色の変化にやや時間がかかるので，終点近くはゆっくり行うのがよい。しかし，反応は時間に影響を受けるので測定時間は5分間以内で行うとよい。

☞ 0.5：
$CaCO_3$の分子量は100.09で，Caの原子量は40.08である。$CaCO_3$ 1.25g中には $1.25 \times \frac{40.08}{100.09} = 0.5$gの$Ca^{2+}$を含み，1Lに溶かしているため1mLには0.5mg含まれる。EDTA標準溶液1mLはCa^{2+} 0.5mgに相当するため×0.5になる。

ワンポイントアドバイス
終点の色の変化にやや時間がかかるので，終点近くはゆっくり行うのがよい。しかし，反応は時間に影響を受けるので測定時間は5分間以内で行うとよい。

◆**マグネシウム測定の算出**

カルシウムおよびマグネシウム量から，カルシウム量を引き算する。この数値は，カルシウム量で表示されているため，24/40を掛けて，マグネシウム量にする。カルシウム原子量 = 40，マグネシウム原子量 = 24 として計算する。

$$マグネシウム（mg/L）= \left[カルシウムおよびマグネシウム量（mg/L） - カルシウム量（mg/L） \right] \times \frac{24}{40}$$

◆**水の硬度算出**

それぞれの原子量はCa = 40，Mg = 24.3，分子量は$CaCO_3$ = 100 なので，計算は以下のようになる。

$$硬度（mg/L）= Ca^{2+}（mg/L）\times 2.5 + Mg^{2+}（mg/L）\times 4.1$$

☞ 2.5および4.1：
硬度は炭酸カルシウム換算する。$CaCO_3$の分子量は100，Caの原子量は40，Mgの原子量は24.3である。
$\frac{100}{40} = 2.5$のため×2.5になる。
$\frac{100}{24.3} = 4.1$のため×4.1になる。

課題

（1）各種ミネラルウォーター中のカルシウム，マグネシウムを定量し，硬度を算出しよう。

（2）各種ミネラルウォーターの硬度値から，硬度分類を確認してみよう。

7. 食品の色素と変色

1 アントシアン色素の抽出と確認

✹ 目 的
　野菜・果物など植物性食品の豊かな色彩はカロテノイドやアントシアンなどの色素化合物によるものである。アントシアン色素は溶液のpHを変化させることによってその化学構造が変化し，分子全体の電子密度の変化により光の吸収波長が異なることとなり，その結果，色調の変化が起きる。ここではこの性質を利用してなすのアントシアン色素（ナスニン）の抽出と確認を行う。

準備する試料
- □なす　2人に1/2本

準備する試薬
- □2％塩酸-メチルアルコール溶液　　□1％炭酸ナトリウム溶液　　□1％塩化鉄（Ⅲ）溶液

準備する器具
- □三角フラスコ（100mL）　□ろ紙（No.2）　□試験管（中）　□pH試験紙
- □駒込ピペット　　　　　　□パスツールピペット　□ビーカー（小）

📖 基礎知識

　アントシアン色素は植物の細胞内の液胞中に配糖体として存在し，組織を青色や紫色，あるいは赤色に染めている水溶性色素である。アグリコンをアントシアニジンと呼び，化学構造のうえからはフラボノイドの基本構造C6-C3-C6構造をもつが，一般のフラボノイドとは異なり，1位の酸素が三価に荷電しており（オキソニウム構造 oxonium structure），pHによって分子の示す色調が変化する。すなわち，酸性ではオキソニウム構造をもつフラビリウムカチオンとして存在し赤色を呈する。これを中和していくと＋の荷電を失ってキノイド構造 quinoidal structure となり紫色となる。さらにアルカリ性にすると陰イオンとなって青色を呈する。

　ナスの表皮に含まれるナスニン nasunin のアントシアニジンはB環の3'，4'および5'位に水酸基が結合しているデルフィニジンである。また，B環の水酸基は鉄，アルミニウム，マグネシウムなどの金属イオンが存在すると，酸性条件でも比較的安定な錯体（キレート化合物）を形成して（右図，Glc：グルコース），青色になる（e. g. さびた鉄クギFe_2O_3やミョウバン$KAl(SO_4)_2・12H_2O$を加えるナスの漬物）。これらの性質を利用してナスの表皮に含まれるアントシアンの抽出と確認とを行う。

フラビリウムイオン（赤色）（強酸性）
キノイド塩基（紫色）（弱酸性～中性）
プソイド塩基（無色）（弱酸性～中性）
キノイド塩基（青色）（塩基性）
鉄-ナスニンキレート

(1) アントシアンの抽出

❶ なす1/2本の表皮（4～5g）をピーラーなどで手早くむき，メス，ハサミなどで2×5mm程度の小切片に刻む

❷ 試料を三角フラスコにとり，2％塩酸-メチルアルコール溶液20mLを加える

❸ 三角フラスコをパラフィルムで封じ，ときどきかき混ぜて表皮から色素が抜けるまで約3分間抽出する

❹ 別の三角フラスコにろ紙（No.2）を用いてろ過し，ろ液を色素溶液とする

(2) 色素溶液のpHによる変化

❶ 色素溶液を駒込ピペットを用いて1mLずつ4本の試験管（中）にとり，試験管A，B，C，Dとする

❷ 試験管Aからパスツールピペットを用いて溶液を採取し，pH試験紙に一滴滴下し，色調を比較してpHを確認する

☞ パスツールピペットでpH試験紙に1～2滴滴下する（図2-6）。

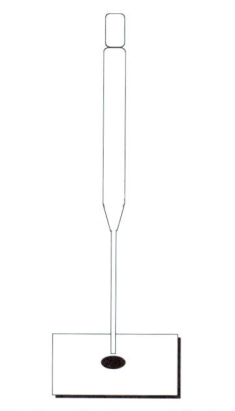

図2-6 パスツールピペット

❸ 1％炭酸ナトリウム溶液をビーカー（小）にとり，これを試験管BとDにパスツールピペットでそれぞれ数滴滴下し，穏やかにかつ十分に混合する

☞ 1％炭酸ナトリウム溶液は必要に応じて5～10％程度まで濃くしてもよい。
☞ 強くかき混ぜると速やかに退色する。試験管の底にたまらないようにすぐに振るとよい。

❹ 試験管Bから別のパスツールピペットで採取し，❷のようにpHを確認する

❺ 中性（pH7）となるまで❸，❹を繰り返し，中和する

☞ 色調は濃い紫色になる。

❻ 試験管Dも同様にして中和する

❼ 試験管Cに1％炭酸ナトリウム溶液をパスツールピペットで数滴滴下し，すぐに穏やかにかつ十分に混合する

☞ 色調が深緑色になったり，退色するのはかき混ぜが強すぎるためである。遮光下で行うとよい結果が得られる。

❽ ❷のようにpHを確認し，アルカリ性（pH9～10）となるまで繰り返す

☞ 色調は深い青色になる。

❾ 試験管Dにはさらに1％塩化鉄（Ⅲ）溶液1～2滴を滴下して十分に混合し，錯塩（キレート化合物）を形成させる
色調の変化を観察する

☞ 色調はやや薄い藍色になる。

課題

（1）代表的なアントシアニジンはデルフィニジンdelphinidinのほかにペラルゴニジンpelargonidin，シアニジンcyanidin，マルビジンmalvidin，ペオニジンpeonidin，ペチュニジンpetunidinなどがある。それぞれの化学構造式を書き，その色調と食品における所在をまとめてみよう。

2 ポリフェノール色素の抽出と確認

❋ 目　的

野菜・果物など植物性食品にはアントシアン色素以外にもポリフェノール化合物が含まれており，柑橘類に多いフラボノイド色素もそのひとつである。前項のアントシアン色素もポリフェノール化合物であるが，分子構造が異なるためフラボノイド色素の色調はそれとは全く異なる淡黄色である。フラボノイドはC6-C3-C6の基本構造をもつポリフェノール誘導体で，中間のC3が両端のベンゼン環C6を結びつける形をとっている。このうち4位の炭素がカルボニル基（ $\overset{O}{\underset{}{C}}$ ）になったものを狭義のフラボノイドと呼ぶ。植物体中ではほとんどが配糖体として存在する。

ナリンゲニン

準備する試料

- □ レモン　2人に1個

準備する試薬

- □ 1％食塩水
- □ 1％酢酸溶液
- □ 1％炭酸ナトリウム溶液
- □ 1％塩化鉄（Ⅲ）溶液

準備する器具

- □ pH試験紙
- □ おろし金
- □ ひだ折りろ紙（No.2）
- □ 試験管（中）
- □ ビーカー（100mL）
- □ ガスバーナー
- □ 金網
- □ ガラス棒
- □ 駒込ピペット
- □ パスツールピペット

📖 基礎知識

フラボノイドの呈色

フラボノイドは無色〜淡黄色の色素で，食品の外観からその存在を感知することは困難であっても，抽出液をアルカリ性にすると濃い黄色〜橙黄色になり検出できる。

フラボノイドは多くの場合，ベンゼン環に水酸基を有するのでポリフェノールとしての塩化鉄（Ⅲ）反応を呈する。すなわちほぼ中性の抽出液に1％塩化鉄（Ⅲ）または鉄ミョウバン水溶液を加えると，錯塩を形成して青，紫，褐色混合色を呈する。この実験ではこのような性質を利用してレモンからフラボノイドを抽出し，確認する。

フラボノイドの抽出

1. レモン1個分の表皮をおろし金ですりおろし，ビーカーにとり，純水を試料が浸る程度に加える（30〜40mL）
2. ガスバーナーに点火し，金網上でガラス棒を用いてかき混ぜながら70〜80℃で3分間加温して色素を抽出する（熱水抽出）　☞破損しやすいので温度計でかき混ぜてはいけない。
3. 室温まで十分に放冷する　☞冷却が足りないと濁ってろ過しにくくなる。
4. ひだ折りろ紙を用いてろ過して色素溶液とする

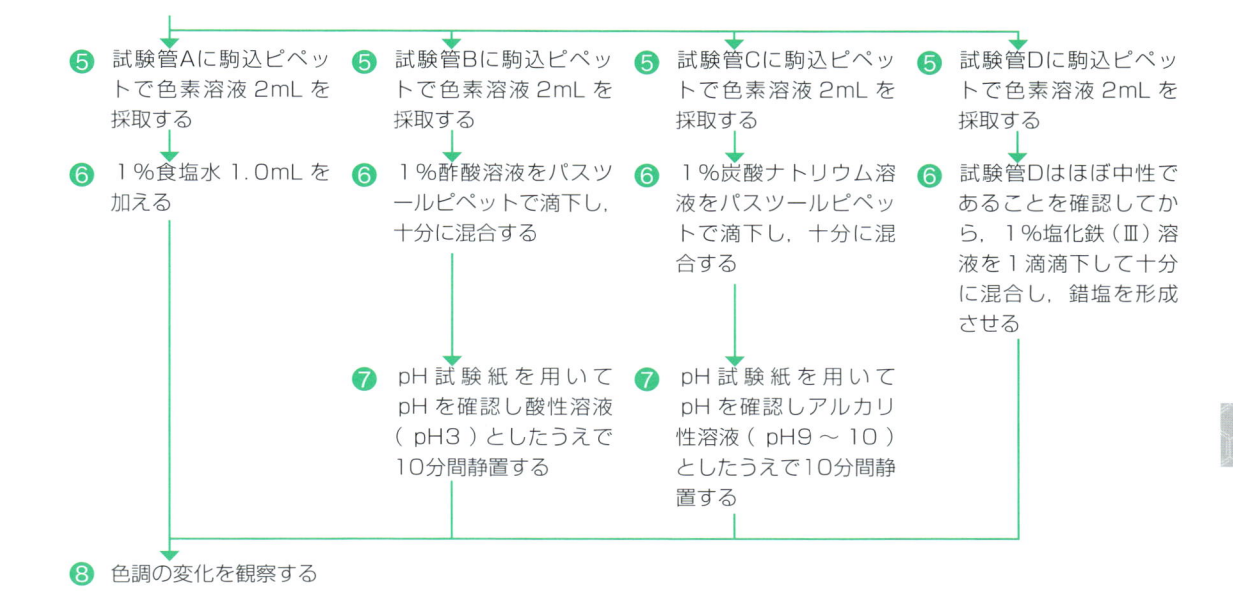

⑤ 試験管Aに駒込ピペットで色素溶液2mLを採取する

⑤ 試験管Bに駒込ピペットで色素溶液2mLを採取する

⑤ 試験管Cに駒込ピペットで色素溶液2mLを採取する

⑤ 試験管Dに駒込ピペットで色素溶液2mLを採取する

⑥ 1％食塩水1.0mLを加える

⑥ 1％酢酸溶液をパスツールピペットで滴下し,十分に混合する

⑥ 1％炭酸ナトリウム溶液をパスツールピペットで滴下し,十分に混合する

⑥ 試験管Dはほぼ中性であることを確認してから,1％塩化鉄（Ⅲ）溶液を1滴滴下して十分に混合し,錯塩を形成させる

⑦ pH試験紙を用いてpHを確認し酸性溶液（pH3）としたうえで10分間静置する

⑦ pH試験紙を用いてpHを確認しアルカリ性溶液（pH9〜10）としたうえで10分間静置する

⑧ 色調の変化を観察する

課題

（1）それぞれの操作による結果とアントシアンの実験の結果とを比較し，その相違を説明してみよう。

（2）柑橘類に含まれるフラボノイドのうち，苦味成分となっているナリンギンnaringinの化学構造を調べてみよう。ナリンギンのアグリコンはナリンゲニンnaringeninで，その7位炭素に結合した水酸基が，ルチノース（α-1,6結合したラムノース-グルコース）とグリコシド結合した配糖体をナリンギンnaringinという。

（3）柑橘類に含まれるフラボノイドのうち，ビタミンP作用の知られているヘスペリジンhesperidinの化学構造を調べてみよう。ヘスペリジンは，ナリンギンのB環4'位炭素に結合した水酸基がメチル化され，さらに3'位の炭素に水酸基が結合した構造をしている配糖体である。ナリンギンやヘスペリジンは柑橘類に含まれるアスコルビン酸（抗酸化ビタミン）の酸化を防いでいると考えられている。

（4）中華麺が黄色を呈しているのはアルカリ性のかん水を用いて製造することによるものであるが，それはなぜか考えてみよう。

3 カロテノイド色素の抽出と分離

✴ 目　的

野菜・果物など植物性食品に含まれるカロテノイドは脂溶性色素としてのみならず，その抗酸化活性やプロビタミンAとしての栄養素の供給という点からも重要な成分である。

ここでは野菜類のカロテノイド色素の抽出と分離を行う。カロテノイド色素の分離には薄層クロマトグラフィ（Thin-layer Chromatography：TLC）を用いる。TLCは物質の分離，精製，定性，定量の方法としてきわめて有効なクロマトグラフィという実験技術の一つである。

準備する試料
- □にんじん 5g　　□ほうれんそう　2人に葉身1枚　　□完熟トマト（缶詰）10g

準備する試薬
- □β-カロテン標準試薬　　□抽出溶媒：アセトン-酢酸エチル（2：1）混合液
- □展開溶媒：ジエチルエーテル-n-ヘキサン（2：1）混合液

準備する器具
- □乳鉢　　□乳棒　　□試験管（大）　　□ガラス棒
- □HPTLCプレート　シリカゲル薄層F254（マンガン活性化ケイ酸亜鉛処理）（展開槽の高さに合わせて適当な長さに切っておく）
- □鉛筆（先の尖っていないやわらかい芯のもの）
- □毛細管（ガラスキャピラリ）（パスツールピペットから手づくりしてもよい）
- □ピンセット　　□ドライヤー　　□UVランプ（254nm）

準備する装置
- □展開槽（あらかじめ展開溶媒を深さ約1cmまで加えて，1時間程度密閉静置し飽和させておく）

📖 基礎知識

　カロテノイドなど脂溶性色素は有機溶媒に易溶なので，アセトン-酢酸エチル混合液を用いて粗抽出物を得ることができる。固定相としてシリカゲルを塗布したTLC板と非極性展開溶媒としてジエチルエーテル-n-ヘキサン混合液を用いると，展開溶媒の上昇とともに分子極性の低い成分から順に分離されてくる。展開溶媒の先端に対する成分の移動度をRf値（rate of flow）といい，Rf値によって成分の同定が可能となる。また，UVランプの照射によって，色素以外の成分で紫外線（254nm）を吸収する物質の存在を検出することができる。TLCプレートには紫外線の照射によって蛍光が放射される蛍光剤が添加されているため，照射された紫外線を吸収する物質が存在した場合，その部分からの蛍光が放射されず暗いスポットとして検出される。

（1）脂溶性色素の抽出

❶ にんじん5gを細かく破砕した後，乳鉢でよく磨砕する　　ほうれんそうの葉身1枚を乳鉢でよく磨砕する　　汁気を切ったトマト約10gをよく磨砕する

❷ 磨砕物を試験管にとり，アセトン-酢酸エチル（2：1）混合液 10mLを加え，ガラス棒でよく混合し，抽出物とする

❸ ②を静置し，上澄と沈殿とに分離させる

（2）脂溶性色素のTLCによる分離

❹ TLCプレートの下端から3cm，および13cmの位置に鉛筆でうすく直線を引き，下の線には各試料をスポットする目印として目盛を均等に4か所つけて，試料名・番号などをつけておく（試料はβ-カロテン標準溶液，にんじん，ほうれんそう，トマト）

☞ 強く線を引くと薄層がはがれる。

❺ ③の上澄から抽出液を毛細管で吸い上げる

❻ TLCプレートの目盛の位置にできるだけ小さな（直径1〜2mmが望ましい）点（原点）となるようにわずかずつ毛細管からしみこませる（スポッティング）

❼ 各試料ごとに毛細管を用意し❺〜❻を繰り返す

❽ 展開槽の展開溶媒が振動で波打っていないことを確かめ，TLCプレートの上端をピンセットでつまみ，展開槽の真ん中に垂直に静かに浸し，展開槽に立てかけ，素早くふたをする

❾ 展開溶媒が上昇する様子を観察する

❿ 展開溶媒の先端から1cmぐらい下まできたらピンセットを用いて素早くとり出し線を引く

⓫ 展開溶媒で濡れたプレートを風乾する
ドライヤーをTLC板の裏から当てるとよい

⓬ 完全に乾いたプレート上に色のついたスポットが見えていたら，その輪郭を鉛筆でうすくなぞっておく（実線）

⓭ 次にUVランプを照射し，陰のような暗いスポットが見えたらその輪郭を点線でなぞっておく

⓮ 下の線上の原点から各スポットの最も色の濃い部分までの距離を測定し，上の線までの距離（原点から10cm）で除し，Rf値とする

⓯ β-カロテン標準溶液のスポットとRf値を比較し，カロテノイドのスポットを確認する

☞ ごく少量をしみこませたら一度乾かし，乾いたらまたごく少量をしみこませる。これを濃い点になるまで繰り返す。この点の直径を大きくしないことがよい結果を得るポイントである。したがって毛細管の直径が適切であることが重要である。

☞ TLCプレートの下線に平行でなかったり，あるいは下線を越えてしまった場合は，新たにTLCプレートを用意しスポッティングからやり直す（図2-7）。

☞ 途中でふたを開けてはいけない。
手間取って上の線を通り越し，プレートの上端に達した場合は，Rf値の算出ができなくなるのでスポッティングの最初からやり直す。

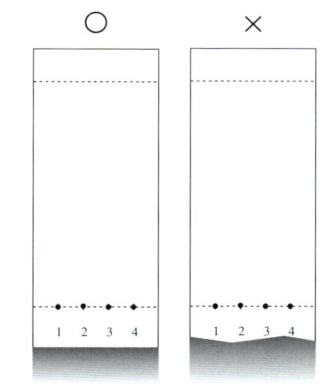

図2-7 TLCプレートのセッティング
　　　—よい例悪い例

☞ UVランプの取り扱いには注意を要し，有害であるのでランプを直視してはいけない。

課題

（1）β-カロテン以外のスポットは何であるのか考察しよう。
（2）UVランプで出現する物質はどのような分子構造の特徴を有しているのか調べてみよう。

4 食品の褐変反応　カラメルの検出

✹ 目　的
　スクロースを160℃以上に加熱すると褐色色素が得られる。この色素をカラメルといい，その生成反応をカラメル化反応という。カラメルは色調の安定化のために種々の食品に添加されている。食品に添加されるカラメルは一般にグルコースを原料にアンモニウム塩などの触媒を用いて製造されており，用いる触媒や表面電荷によって用途に応じた4種類に区別される。
　ここでは食品に含まれるカラメルの検出を行う。

準備する試料
- □ コーラ飲料

準備する試薬
- □ ペクチン溶液
　〔調製法〕　ペクチン1gを純水75mLに溶解し，エタノール25mLを加える。
- □ 2,4-ジニトロフェニルヒドラジン溶液
　〔調製法〕　2,4-ジニトロフェニルヒドラジン1gを硫酸7.5mLに溶解し，95％エタノールを加えて75mLとする。
- □ エタノール
- □ 濃塩酸

準備する器具
- □ ビーカー　　□ マグネティックスターラー　　□ ふたつき遠沈管（50mL）　　□ ウォーターバス

準備する装置
- □ 遠心分離機

📖 基礎知識

カラメルの検出
　糖類の分解反応で生成するカラメルは，5-ヒドロキシメチルフルフラルや4-メチルイミダゾル，その他多種類の生成化合物が混合し，またそれらが重合したものであり，その構造は必ずしも一定ではない。そこでカラメルの検出には多糖類を用いて酸性下で共沈殿させる方法が公定法である。

$$R-CHO + H_2N-NH-C_6H_3(NO_2)_2 \longrightarrow R-CH=N-NH-C_6H_3(NO_2)_2$$

❶ コーラ飲料を脱気する
　適量をビーカーにとり，マグネティックスターラーでやや強めにかき混ぜ溶存炭酸ガスをできるだけ除く

❷ 試料10mLをふたつき遠沈管に採取する

❸ ペクチン溶液1mLを加え混合する

❹ 濃塩酸3滴を滴下し軽く混合する

❺ エタノールを加え，全量50mLとしよく混合する

❻ 遠心分離（3,000rpm，10分間）し，上澄を捨てる

❼ 沈殿に純水10mLを加えて溶解する

❽ ❼の上澄が脱色するまで❹〜❻と同様の操作を行う

❾ 上澄がほぼ脱色したら沈殿に純水10mLを加え，混合する

❿ 2,4-ジニトロフェニルヒドラジン溶液1mLを加え，混合する

⓫ 沸騰水浴中で30分間加熱する

⓬ 30分間冷却し沈殿の観察によってカラメルを検出する
　冷却30分間以降に沈殿が生成した場合は無視してよい

☞ カラメルが存在すれば最初の15分以内に沈殿の生成が認められる。

7. 食品の色素と変色

課題

（1）カラメル色素は褐色の高分子化合物であるが，その香気成分はカラメル香として知られる低分子化合物である。カラメル香はどのような化合物であるのか調べてみよう。

（2）確認試験としてカルボニル基検出試薬である2,4-ジニトロフェニルヒドラジン溶液を用いて沈殿の形成を観察しよう。

5 食品の褐変反応　アミノ-カルボニル反応

※ 目　的

　アミノ-カルボニル反応として，アミノ酸とグルコースとの反応に対するアミノ酸の種類，反応 pH，反応温度の影響を調べる。反応性の高さは褐色色素の 540nm における吸光度で測定し，また，ストレッカー分解により生成した香気物質はその匂いをかいで官能的に評価する。

　実験 1 では塩基性アミノ酸であるリシンとグルコースとの反応を pH を 4.0，7.0，9.0 として反応性の違いについて調べる。

　実験 2 ではアミノ酸の種類による反応性の違いを調べるために，酸性アミノ酸としてグルタミン酸，中性アミノ酸としてグリシン，塩基性アミノ酸としてリシンを用い，それぞれとグルコースとの反応を pH を一定として観察する。

　実験 3 ではさらに反応温度の違いによる反応性を調べるために，反応温度を 100℃（沸騰水浴）と 180℃（油浴）とで比較する。

準備する試薬

- □ L-リシン（分子量 146.19）　　　　　　　　　□ D-グルコース（分子量 180.16）
- □ L-グルタミン酸ナトリウム一水和物（分子量 187.13）　□ グリシン（分子量 75.07）
- □ 0.2mol/L リシン溶液／ a：pH4.0　　b：pH7.0　　c：pH9.0
    - 〔調製法〕三角フラスコに L-リシン 1.46g を 3 回秤取し，0.2mol/L リン酸緩衝液（pH4.0）・（pH7.0）・（pH9.0）それぞれ 50mL ずつを加える
- □ 0.2mol/L グルコース溶液／ d：pH4.0　　e：pH7.0　　f：pH9.0
    - 〔調製法〕三角フラスコに D-グルコース 1.80g を秤取し，0.2mol/L リン酸緩衝液（pH4.0）・（pH7.0）・（pH9.0）それぞれ 50mL ずつを加える
- □ 0.2mol/L グルタミン酸溶液／ g：pH7.0
    - 〔調製法〕三角フラスコに L-グルタミン酸ナトリウム一水和物 1.87g を秤取し，0.2mol/L リン酸緩衝液（pH7.0）50mL を加える
- □ 0.2mol/L グリシン酸溶液／ h：pH7.0
    - 〔調製法〕三角フラスコにグリシン 0.75g を秤取し，0.2mol/L リン酸緩衝液（pH7.0）50mL を加える

準備する器具

- □ 三角フラスコ（100mL）　□ ウォーターバス　□ 試験管（中）　□ 輪ゴム　□ 沸騰石
- □ パスツールピペット　□ メスシリンダー　□ オイルバス　□ 冷却管

準備する装置

- □ 分光光度計　□ 試験管ミキサー

基礎知識

非酵素的褐変

食品の褐変（browning）：非酵素的褐変：カラメル化・アミノ-カルボニル反応
　　　　　　　　　　　：酵素的褐変

　酵素の関与しない非酵素的褐変反応は，糖の解裂・重合によるカラメル化反応とアミノ-カルボニル反応とに分けられる。アミノ-カルボニル反応Amino-carbonyl reaction（メイラード反応Maillard reactionともいう）は，アミノ基（$-NH_2$）をもつ化合物（アミノ酸，ペプチド，たんぱく質，アミン類など）とカルボニル基（$>C=O$）とをもつ化合物（還元糖，脂肪酸など）とが，複雑な連続反応を経て，最終的にメラノイジンという褐色物質を生成する。メラノイジンは540nmの吸光度で測定する。高温での褐変化反応ではカラメル化反応も同時に起きて複雑な色調と香気成分を与えるので，食品の品質に与える影響が大きい。

　一方で反応中間物質から副反応としてストレッカー分解Strecker degradationも起こり，アルデヒド類，ピラジン類などさまざまな香気物質を生成する。これらの反応は，pH，温度，反応物質の種類などの影響を受ける。

実験1：pHの影響を調べる

❶ あらかじめウォーターバスの水を加熱しておく
　沸騰したら火を弱めておく

❷ それぞれのpHごとに0.2mol/Lリシン溶液2.5mL＋0.2mol/Lグルコース溶液2.5mLをメスピペットで試験管に加える（a＋d，b＋e，c＋f）

　ブランク試験として，各pHの0.2mol/Lリシン溶液2.5mL＋純水2.5mLを試験管に加える（a＋純水，b＋純水，c＋純水）

　対照として，各pHの0.2mol/Lグルコース溶液2.5mL＋純水2.5mLを試験管に加える（d＋純水，e＋純水，f＋純水）

❸ 試験管ミキサーでよく混合する

❹ すべての試験管を輪ゴムでくくり，沸騰水浴中で20分間加熱する
　☞このとき試験管の溶液部分が常に湯中に浸かっているように注意する。

❺ 加熱後，水道水で室温まで冷却して反応を止める

❻ 生成した香りを比較観察する
　できるだけ具体的な食品をあげてイメージを明確にして表現するとよい
　☞嗅覚順応が起これば新鮮空気でリフレッシュする。

❼ 着色反応の程度を測定する
　着色度として波長540nmでの吸光度を測定する
　それぞれの条件による反応の違いを比較する

実験2：反応物質の種類を調べる

　それぞれ 0.2mol/L，pH7.0 の3種類のアミノ酸（グルタミン酸，グリシン，リシン）溶液を用いる。

❶ あらかじめウォーターバスの水を加熱しておく
　沸騰したら火を弱めておく

❷ グルタミン酸溶液 2.5mL ＋ グルコース溶液 2.5mL，グリシン溶液 2.5mL ＋ グルコース溶液 2.5mL，リシン溶液 2.5mL ＋ グルコース溶液 2.5mL をメスピペットで試験管に加える
　（g＋e，h＋e，b＋e）

対照として，グルタミン酸溶液 2.5mL ＋ 純水 2.5mL，グリシン溶液 2.5mL ＋ 純水 2.5mL，リシン溶液 2.5mL ＋ 純水 2.5mL を試験管に加える
（g＋純水，h＋純水，b＋純水）

❸ 試験管ミキサーでよく混合する

❹ すべての試験管を輪ゴムでくくり，沸騰水浴中で20分間加熱する

❺ 水道水で室温まで冷却して反応を止める

❻ 生成した香りを比較観察する
　できるだけ具体的な食品をあげてイメージを明確にして表現するとよい

❼ 着色反応の程度を測定する
　着色度として波長 540nm での吸光度を測定する
　それぞれの条件による反応の違いを比較する

実験3：反応温度の影響を調べる

❶ 0.2mol/L グルタミン酸溶液（pH7.0）2.5mL ＋ 0.2mol/L グルコース溶液（pH7.0）2.5mL を透明共通スリ三角フラスコに移す
（g＋e）

0.2mol/L リシン溶液（pH7.0）2.5mL ＋ 0.2mol/L グルコース溶液（pH7.0）2.5mL を透明共通スリ三角フラスコに移す
（b＋e）

❷ 沸騰石1個を加える

❸ 一方の三角フラスコを冷却管に接続する

❹ 三角フラスコを180℃のオイルバスにセットし，加熱する

❺ 沸騰し始めたら，30秒間加熱を続ける

❻ オイルバスから引き上げ，粗熱がとれるまで冷却管をつけたまま数分間冷却する

❼ 冷却管からとり外し，室温まで冷却する

❽ 生成した香りを比較観察する
できるだけ具体的な食品をあげてイメージを明確にして表現するとよい

❾ それぞれの三角フラスコにごく少量の純水を加え，生成物を溶かし込む

❿ 溶液をパスツールピペットで回収し，メスシリンダーを用いて純水で5mL に合わせた後，波長540nm での吸光度を測定する

☞ 漏斗を用いるなどしてフラスコのすり合わせ部分に試薬を付着させないように注意する。焦げつくと外れなくなる。
☞ 高温で加熱するのでラボテープは使わない。
☞ フラスコは熱くなるので注意。

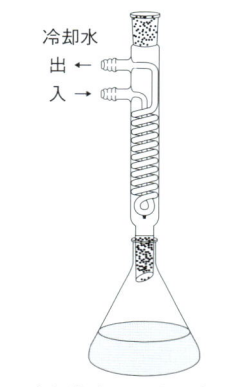

図2-8　冷却管をつけた三角フラスコ

課題

（1）食品におけるアミノ-カルボニル反応とストレッカー分解の例を示し，説明してみよう。

6 食品の褐変反応　酵素的褐変反応

※ 目　的
　酵素的褐変は，野菜や果物を切ったり皮をむいたりする際，組織・細胞が破断することによって細胞内のポリフェノールオキシダーゼが活性化し，同じ細胞内に含まれるポリフェノール化合物がキノン類に酸化され，さらに酸化重合することによって褐変物質を生じたものである。このことから酵素たんぱく質の性質に基づくいくつかの酵素活性の阻害条件を試験することによって，この褐変化反応が酵素の作用によるものであることを確認する。

準備する試料
□りんご　2人で1/2個

準備する試薬
□5％塩化ナトリウム溶液　　□5％酢酸溶液　　□5％炭酸水素ナトリウム溶液
□5％アスコルビン酸溶液

準備する器具
□ビーカー（100mL）9個　　□おろし金　　□pH試験紙　　□ウォーターバス　　□薬さじ

📖 基礎知識

酵素的褐変

　　食品の褐変（browning）：非酵素的褐変
　　　　　　　　　　　　：酵素的褐変　：りんご，ごぼう，じゃがいもの褐変　etc.

　りんごの果実の皮をむいたり，傷つけたりすると次第に褐色を呈する。これは果実中のポリフェノールpolyphenol類（クロロゲン酸，カテキン類など）が，傷つけられた果実の細胞から流出したポリフェノールオキシダーゼpolyphenol oxidaseという酵素と接触し，その酵素反応によりポリフェノールが酸化されてキノンquinone類に変化し，さらにそれが酸化重合して褐色色素であるメラニンmelanin様色素を生じたものである。

　酵素的褐変に関与するのは基質としてのポリフェノール類，酸素，および反応を触媒するポリフェノールオキシダーゼ（酵素たんぱく質）である。

クロロゲン酸

エピカテキン

❶ 9個のビーカーに1～9までの番号をつけておく

❷ No.2のビーカーに純水 30mL を加える

❸ No.5のビーカーに5％塩化ナトリウム溶液 30mL を加える

❹ No.6のビーカーに5％酢酸溶液 30mL を加える

❺ No.7のビーカーに5％炭酸水素ナトリウム溶液 30mL を加える

❻ No.8のビーカーに5％アスコルビン酸溶液 30mL を加える

❼ ウォーターバスにビーカーが数cm浸る程度に水道水を入れ，加熱し沸騰させる
沸騰後は火力を弱める

❽ 半分に切ったりんごの皮をむき，おろし金ですりおろし，直ちに薬さじ大盛一杯程度をビーカー9個に均等になるように入れる　☞手早く，でも慌てずに！

❾ 試薬の入っているビーカーはかるく振って混和する

❿ No.3は，班番号を記入し，直ちに冷蔵庫に入れ，20分間静置する　☞手早く，でも慌てずに！

⓫ No.4は直ちに沸騰水浴中で5分間加熱後，ウォーターバスからおろし，15分間放置する

⓬ No.9は15分間放置後，5％アスコルビン酸溶液 30mL を加え5分間反応させる

⓭ No.1～No.9のビーカーについて20分後，No.1のビーカーの色調と比較しながら着色反応を観察する
No.3は冷蔵庫からとり出してすぐに観察する

⓮ No.1～No.9溶液のpHをpH試験紙を用いて測定する

課題

（1）酵素的褐変化は，一般に食品の品質を低下させる反応であるが，逆に食品の品質の向上に寄与する場合としてはどのようが例があるか説明してみよう。

7 ヘム色素の観察と測定

　筋肉のミオグロビン（筋肉色素）や血液のヘモグロビン（血色素）のようなヘム色素は，たんぱく質と結合して色素たんぱく質として存在している。このヘム色素はポルフィリン系色素の一種で中心に鉄が結合している。ミオグロビンは牛肉，馬肉，マグロ，カツオ肉の赤色の発現にも関与しており，その赤色の強さは含量にほぼ比例している。ミオグロビンは酸素と結合しオキシミオグロビンとなり鮮赤色を呈するが，さらに放置または加熱することによって灰褐色のメトミオグロビンとなる。また，ニトロ化合物と結合すると安定した赤色のニトロソミオグロビンとなる。

※ 目　的
　本実験では，肉色（ミオグロビン）の変化を観察するとともに，その可視部吸収スペクトルを測定する。

準備する試料
□生肉 15g

準備する試薬
□亜硝酸カリウム　　　□アスコルビン酸　　□リン酸塩緩衝液（pH6.8）あるいは蒸留水
□ミオグロビン標準

準備する器具
□試験管　　　　□メスシリンダー　　□駒込ピペット　　□乳鉢　　□乳棒　　□漏斗
□ウォーターバス

準備する装置
□分光光度計　□遠心分離機

📖 基礎知識

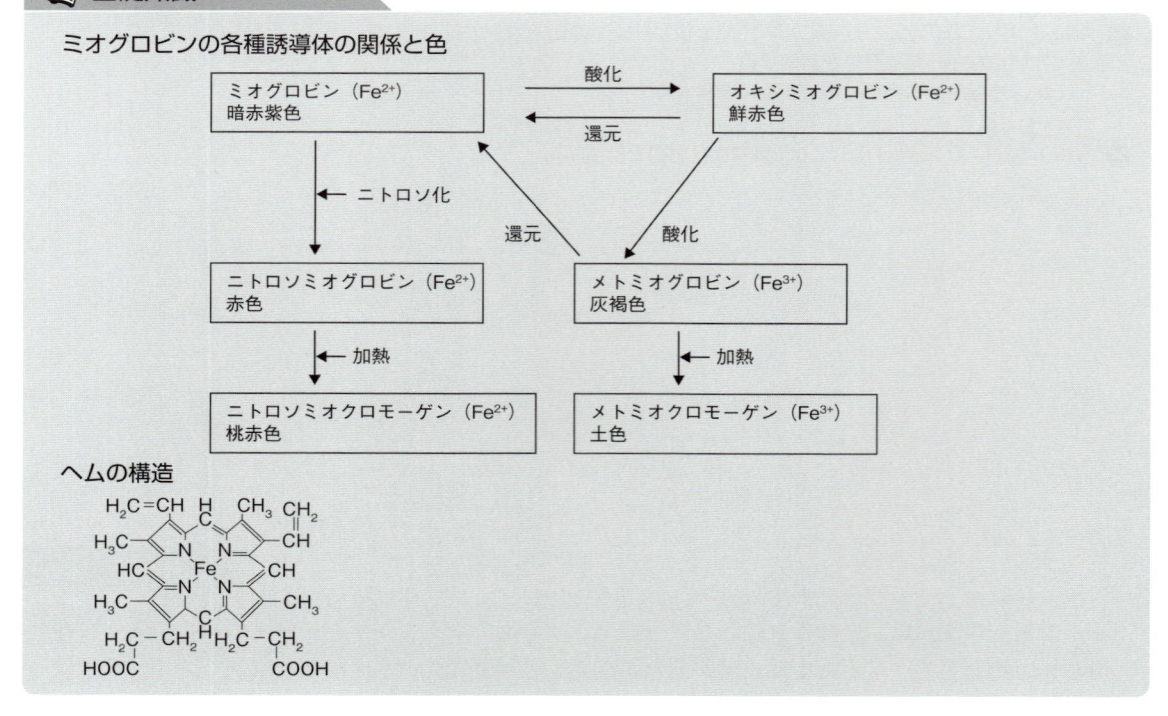

ミオグロビンの各種誘導体の関係と色

```
ミオグロビン（Fe²⁺）    ──酸化→    オキシミオグロビン（Fe²⁺）
暗赤紫色               ←還元──    鮮赤色
    │                              │
    │ニトロソ化          還元 ↙    ↓ 酸化
    ↓                              
ニトロソミオグロビン（Fe²⁺）    メトミオグロビン（Fe³⁺）
赤色                           灰褐色
    │                              │
    ↓ 加熱                         ↓ 加熱
ニトロソミオクロモーゲン（Fe²⁺）   メトミオクロモーゲン（Fe³⁺）
桃赤色                          土色
```

ヘムの構造

（ヘム（プロトポルフィリンIX鉄錯体）の化学構造式：中心にFeを持ち，4つのNと配位したポルフィリン環に，$H_2C=CH$，CH_3，CH_2等の置換基，およびH_2C-CH_2-COOH側鎖を持つ）

（1）ヘム色素（ミオグロビン）の色調変化の観察

❶ 乳鉢に肉約 10g と水 10mL を加え，圧搾して肉色素を含んだ肉汁を採取する

❷ 肉汁を試験管に3等分し，次の操作をする
　❷-1　アスコルビン酸と亜硝酸カリウムを少量ずつ加えて放置する
　❷-2　そのまま放置する
　❷-3　沸騰水浴中で加熱する

❸ それぞれの色調を比較，観察する

☞加熱を受けるとヘム色素は不溶化して抽出されなくなるため試料は生肉を対象とする。

ワンポイントアドバイス

肉中のヘム色素の酸化の進行具合は肉色を測定することにより，おおむね把握できる。肉色を測色色差計でL値，a値，b値と測定すると，ヘム色素の酸化に伴いa値の低下が認められる。

（2）肉汁の可視部吸収波長

❶ 乳鉢に肉約 5g とリン酸緩衝液あるいは水 50mL を加え，十分に磨砕する

❷ 遠心分離により上澄を採取する（ろ過も可能）

❸ （残渣に緩衝液を加え同じ操作を繰り返し，上澄を合わせる）

❹ 分光光度計により波長 450～650nm の間をスキャンして吸収スペクトルを測定する

❺ 標準のオキシミオグロビン，メトミオグロビンの吸収スペクトルと抽出試料液のそれを比較する

☞蒸留水を用いると，pH の低い肉では抽出中に色素の酸化が進行する。

☞抽出液に濁りがあると可視部吸収に影響するので，遠心分離を行う。

☞1回目の抽出により色素の90％以上が溶出してくるが，2回目の抽出を行うとほぼ完全に回収される。

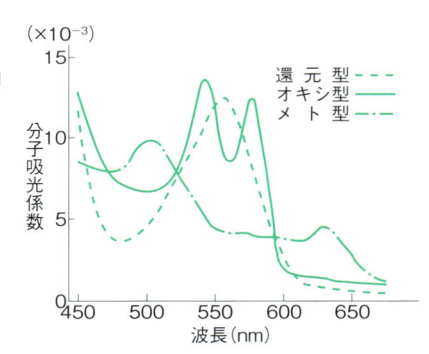

図2-9　ミオグロビンおよびその誘導体の可視部吸収スペクトル
（出典：日本食品科学工学会，新・食品分析法編集委員会編『新・食品分析法』光琳，1996，p.671）

課題

（1）動物筋肉中のヘム色素含量について調べてみよう。

8 クロロフィルの抽出と分離

　緑葉中には，脂溶性色素であるクロロフィル（a, b）とカロテノイド（カロテン類とキサントフィル類）が含まれている。クロロフィルは，酸性で加熱するとマグネシウムを脱離して，褐色のフェオフィチンになり，アルカリで加熱するとエステルが加水分解されて水溶性のクロロフィリンになるが緑色は保持される。また，クロロフィルのマグネシウムを銅や鉄で置換すると安定化する。

※ 目　的
　本実験では，種々の条件で処理した緑葉に含まれる脂溶性色素を有機溶媒により抽出し，薄層クロマトグラフィー（TLC）によって色素成分の変化を確認する。

準備する試料
- □ ほうれんそう

準備する試薬
- □ 0.1％酢酸溶液
- □ アセトン
- □ 石油エーテル
- □ 石英砂
- □ クロロフィルa, b標準品
- □ 0.3％炭酸水素ナトリウム溶液
- □ 5％塩化ナトリウム溶液
- □ 無水硫酸ナトリウム
- □ 展開溶媒（石油エーテル：アセトン，7：3＝v/v）

準備する器具
- □ ビーカー
- □ 漏斗
- □ 薄層クロマトプレート（シリカゲル）
- □ リビューレット
- □ メスシリンダー
- □ 乳鉢
- □ キャピラリー（ガラス毛細管）
- □ ウォーターバス
- □ 分液漏斗
- □ 乳棒
- □ ろ紙

準備する装置
- □ 展開槽

基礎知識

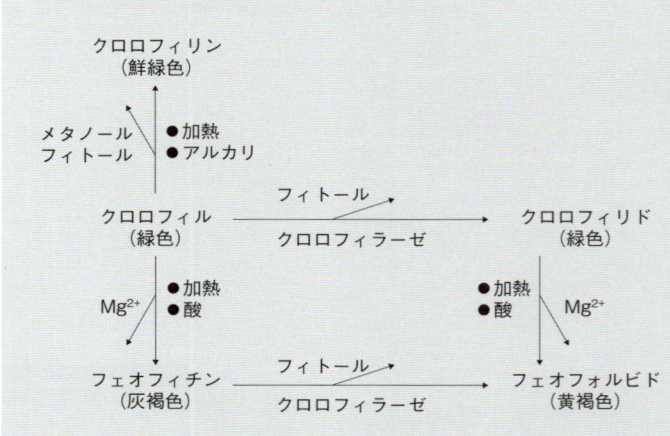

クロロフィルの変化

クロロフィリン（鮮緑色）
　↑ ●加熱 ●アルカリ
メタノール
フィトール
　↑
クロロフィル（緑色） ──フィトール／クロロフィラーゼ→ クロロフィリド（緑色）
　↓ Mg²⁺ ●加熱 ●酸
フェオフィチン（灰褐色） ──フィトール／クロロフィラーゼ→ フェオフォルビド（黄褐色）
　　　　　　　　　　　　　　●加熱 ●酸 ↓ Mg²⁺

クロロフィルの構造

	R₁	R₂	吸収極大
クロロフィルa	CH₃	COOCH₃	430　663
クロロフィルb	CHO	COOCH₃	455　645

クロロフィル

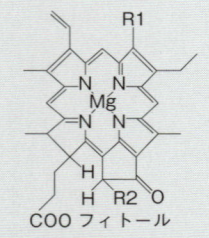

(1) 酸およびアルカリによる色調の変化

❶ ビーカーAに刻んだほうれんそう約5gを入れる
❶ ビーカーBに刻んだほうれんそう約5gを入れる
❶ ビーカーCに刻んだほうれんそう約5gを入れる

❷ 水50mLを加える
❷ 酢酸溶液50mLを加える
❷ 炭酸水素ナトリウム溶液50mLを加える

❸ 沸騰水浴中で10分間加熱する

❹ 緑葉の色調の変化を観察する
各溶液に緑葉を浸漬した非加熱のものも同時に観察する

☞ 緑葉は日をあてないように手早く磨砕する。
☞ 季節や保存状況により緑葉の色に差異がある。

(2) 脂溶性色素の抽出およびTLCによる分離

❶ 水分を軽く除去した色調観察後の試料A，B，Cとほうれんそう約5gを各々乳鉢に入れる
以下の操作は試料ごとに実施する

❷ 石英砂を入れ，よく破砕する

❸ アセトンを20mL加え，さらに破砕を続けて色素を十分抽出する

❹ 抽出液をろ別して分液漏斗に移す

❺ 石油エーテル10mL，5%塩化ナトリウム溶液20mLを加える

❻ ガス抜きを行いながらゆるやかに振り，静置して二層に分離したら下層を捨てる

❼ 石油エーテル層に_____の操作をもう一度繰り返す

❽ 上層の色素溶液に，無水硫酸ナトリウムを加え残存する水分を除く

❾ 色素溶液および標準溶液について薄層クロマトグラフィー（TLC）を行い，色素成分の変化を確認する

❾-1 TLCに原線をひき試料と標準品についてキャピラリーで添付し風乾する

❾-2 展開槽に展開溶媒を入れ，プレートの下端を浸し，ふたをして展開させる

❾-3 展開終了後，溶媒の先端に印をつけてプレートを風乾する

❾-4 各色素のRf値を求める

$$Rf = \frac{(原点から物質（スポットの位置）の移動距離)}{(原点から溶媒の移動距離)}$$

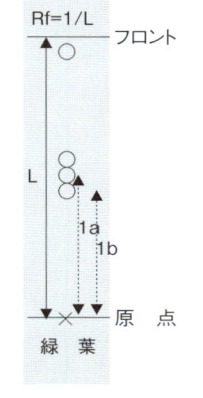

色素名	色	Rf 参考値
β-カロテン	オレンジ	0.95
フェオフィチン	グレー	0.55
クロロフィルa	グリーン	0.50
クロロフィルb	黄緑	0.46

図2-10 薄層クロマトグラフィーとRf値

☞ スポットは広がりすぎないように，少量ずつ乾いたら重ねる。

☞ カロテンは消失しやすいので早期に観察する。

課題

(1) クロロフィルc，dについて理解しよう。
(2) 脂溶性色素について調べよう。

8. その他の成分に関する実験

1 有機酸の定量

　試料溶液中の有機酸を，塩基の標準溶液によって滴定し，その中和反応を利用して食品中の有機酸を定量（正確には総酸）する。中和滴定では，滴定の等量点における pH の変化によって色調の変化する試薬を指示薬とする。

❋ 目　的
　本試験では，食酢，レモン果汁，りんごジュースに含まれる有機酸量を，それぞれの主体となる有機酸である，酢酸，クエン酸，りんご酸として有機酸量を算出する。

準備する試料
　□食酢　　□レモン果汁　　□りんごジュース

準備する試薬
　□0.05mol/L シュウ酸溶液（力価を計算しておく）　　□0.1mol/L 水酸化ナトリウム溶液
　□0.1％フェノールフタレイン指示薬

準備する器具
　□ビーカー　　　　　　　□三角フラスコ　　□メスフラスコ（100mL）　　□ビュレット
　□ホールピペット（10mL）　□ピペッター　　　□スポイト

📖 基礎知識

有機酸の中和反応式

（酢酸）
$$CH_3COOH + NaOH \Rightarrow CH_3COONa + H_2O$$

（りんご酸）
$$HOOCCH_2CH(OH)COOH + 2NaOH \Rightarrow NaOOCCH_2CH(OH)COONa + 2H_2O$$

（クエン酸）
$$\begin{array}{l} CH_2COOH \\ | \\ HOCCOOH \\ | \\ CH_2COOH \end{array} + 3NaOH \Rightarrow \begin{array}{l} CH_2COONa \\ | \\ HOCCOONa \\ | \\ CH_2COONa \end{array} + 3H_2O$$

（1）0.1mol/L 水酸化ナトリウム溶液の力価を求める

❶ 0.05mol/L シュウ酸溶液 10mL をホールピペットで三角フラスコにとる

❷ フェノールフタレイン指示薬2，3滴を加えて，混合する

❸ 0.1mol/L 水酸化ナトリウム溶液で滴定し，微紅色が消えない時点を滴定終点とする
同じ操作を繰り返し，近似した滴定値が3回得られたら，その平均値を用いて水酸化ナトリウム溶液の力価を求める

☞ $C_2H_2O_4 + 2NaOH \rightarrow Na_2C_2O_4 + 2H_2O$

$$\text{塩基の表示濃度} \times F \times n \times \frac{V}{1,000} = \text{酸の表示濃度'} \times F' \times n' \times \frac{V'}{1,000}$$

F＝力価，n＝価数

$$0.1 \times F \times n \times \frac{V}{1,000} = 0.05 \times F' \times n' \times \frac{10}{1,000}$$

F：水酸化ナトリウム溶液の力価
n：価数（水酸化ナトリウム）
V：0.1mol/L 水酸化ナトリウムの滴定値（mL）
F'：シュウ酸溶液の力価
n'：価数（シュウ数）

（2）食酢溶液，レモン果汁溶液の調製

❶ 食酢およびレモン果汁 5mL をピペッターでメスフラスコに採取し定容とする
りんごジュースの場合は，原液を用いる

（3）各試料溶液の有機酸の定量

❶ 試料溶液各 10mL をホールピペットで三角フラスコに採取する

❷ フェノールフタレイン指示薬2，3滴を加えて，混合する

❸ 0.1mol/L 水酸化ナトリウム溶液で滴定し，透明から微紅色が消えなくなる時点を滴定終点とする
同じ操作を繰り返し，近似した平均値が3回得られたら，その平均値を用いて試料溶液中の各有機酸量を計算する

$$\text{有機酸量（w/v \%）} = X \times V \times F \times K \times \frac{100}{S}$$

X：0.1mol/L 水酸化ナトリウム溶液 1mL で中和される有機酸量（g）
（酢酸：0.0060，クエン酸：0.0064，リンゴ酸：0.0067）
V：0.1mol/L 水酸化ナトリウム溶液の滴定値（mL）
F：0.1mol/L 水酸化ナトリウム溶液の力価
K：希釈倍率
S：試料採取量（mL）

> **ワンポイントアドバイス**
> あまり激しく振ると空気中の二酸化炭素により測定値が大きくなることがあるので注意する。

☞ 有機酸以外の遊離酸，アミノ酸などの一部が測定値に含まれる。

課題

（1）0.1mol/L 水酸化ナトリウム溶液 1mL に相当する有機酸量を化学反応式より計算しよう。
（2）いろいろな食品に含まれる主な有機酸とその呈味について調べよう。

2 エタノールの定量

　アルコール飲料（エタノール1％以上含有）類は，醸造酒類，蒸留酒類，混成酒類に分類される。アルコール分は，酒税法によって15℃におけるエタノールと水の混合液のエタノール量を体積パーセント（体積百分率）で表すことになっており，「国税庁所定分析法注解」に定められたアルコールの分析法に，蒸留-密度法（浮秤法，振動式密度計法），酸化法と直接エタノールを分析するガスクロマトグラフ法がある。一般にアルコール度数の高いアルコール飲料では，主に浮秤法が用いられており，試料の一定量を蒸留した抽出液のエタノール濃度を浮秤（ピクノメーター）で測定する。本試験法は簡便であるが，多量の試料を必要とするのが難点である。アルコール含量が少ない試料やリキュールなど精油を多く含む試料の場合は，直接エタノールを測定するガスクロマトグラフィー法が有効である。炭酸ガスを含む発泡性アルコール飲料の場合は，あらかじめ炭酸ガスを抜いてから試料とする。

基礎知識

ガスクロマトグラフの分析条件の例
- 検出器：水素炎イオン化検出器（FID）
- カラム：ガラス，ステンレス
  内径3mm，長さ2m，固定相ポリエチレングリコール1000（10％，60〜80メッシュ）
- 試料注入部および検出器の温度：150〜200℃
- カラム温度：100℃
- キャリヤーガス：窒素，流速30〜40mL/分

（1）浮秤法

準備する試料
□清酒，焼酎，みりん，ビール，果実酒，ウイスキー，リキュール類，酒かすなど

準備する器具
□三角フラスコ（300〜500mL）　□メスシリンダー　□酒精浮秤　□温度計　（□冷却管）

準備する装置
□蒸留装置

❶ 15℃にした試料100mLをメスシリンダーで三角フラスコに採取する

❷ メスシリンダー内を20mL程度の蒸留水で2回程度洗浄し，三角フラスコに加える

❸ 蒸留を開始し，留出液をメスシリンダーに受ける
留出液が70mLになるまで行う

❹ 15℃に保ちながら水を加えて100mLとし，よく混和する

❺ メスシリンダーに酒精浮秤を入れ，15℃における示度を読み，エタノール％を求める

ワンポイントアドバイス

醸造酒の場合蒸留を行い，蒸留酒の場合そのまま試料とする。
揮発酸が多い試料は留出防止のため水酸化ナトリウム溶液で中和する。

☞蒸留はあわ立ちの激しいときは水溶性シリコン消泡剤を2,3滴加える。
☞水蒸気蒸留しエタノールを留出させるので糖類などの非揮発成分と分別することができる。

（2）ガスクロマトグラフ法

準備する試料
浮秤法と同じ。特に試料の量が少ない場合やアルコール分が2度以下の試料の場合に適用する。

準備する試薬
- □ 20％（v：v）エタノール標準溶液（特級試薬を蒸留水で希釈して20％溶液とする）
- □ 1％（v：v）アセトン溶液（特級試薬 1mLを蒸留水で希釈して1％溶液とする）

準備する器具
- □ マイクロシリンジ（10μL）　□ メスフラスコ（10mL，100mL）　□ 共栓つき試験管
- □ ピペッター

準備する装置
- □ ガスクロマトグラフ（水素炎イオン化検出器）

❶ 共栓つき試験管の中に15℃に保ったエタノール標準溶液および清酒0.5mLをそれぞれ採取する

☞ 15℃においてエチルアルコール40度以上，エキス分20以上の場合，それ以下になるように希釈して分析する。

❷ アセトン溶液 10mLを添加して混和する

❸ 標準溶液および試料溶液 2μLずつをガスクロマトグラフにより分析する

ワンポイントアドバイス
使用するガスクロマトグラフにより分析条件が異なるので，ピークが分離するように最適条件を設定する。

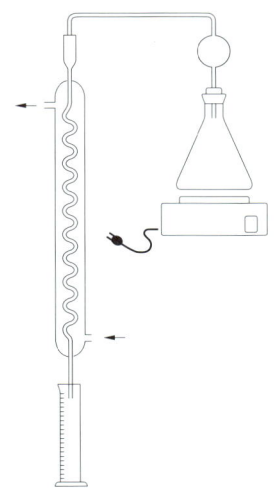

❹ 得られたクロマトグラムより試料中に含まれるエタノールを算出する

$$補正係数（F）＝\frac{アセトンのピーク面積}{エタノールのピーク面積}$$

$$アルコール（\%）＝F×\left(\frac{試料中エタノールのピーク面積}{アセトンのピーク面積}\right)×20$$

図2-11　アルコール分定量に用いる蒸留装置

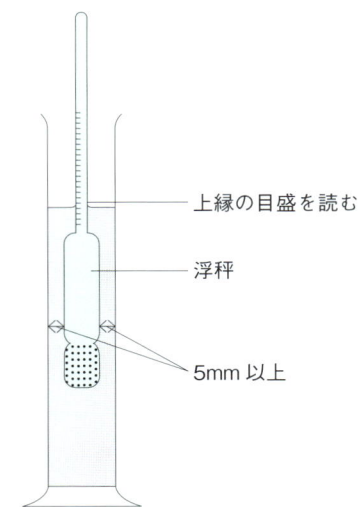

図2-12　アルコールの測定－浮秤法（液温15℃）

（上縁の目盛を読む／浮秤／5mm以上）

課題

（1）醸造酒，蒸留酒，混成酒について調べよう。

3 抗酸化試験（DPPHを使ったラジカル捕捉活性の測定）

　食品成分のもつ抗酸化性は，食品の酸化による劣化抑制や生体調節・疾病予防機能の面からその重要性が認められている。しかしながら，生体内での抗酸化性を評価することは容易ではない。

❋目　的
　本実験では，ラジカル発生剤であるDPPH（1,1-diphenyl-2-picrylhydrazyl）によって安定なラジカルを発生させ，緑茶，紅茶に含まれる抗酸化成分のラジカル捕捉活性を比色法によって測定する。

準備する試料
　□市販のティーパック（紅茶，緑茶など）

準備する試薬
　□200 μmol/L DPPHエタノール溶液　　□アスコルビン酸溶液（抗酸化活性の対照として）
　□エタノール

準備する器具
　□ビーカー　　□試験管　　□メスシリンダー　　□メスフラスコ　　□ピペッター
　□スポイト　　□ガスバーナー　　□三脚　　　　　□金網

準備する装置
　□分光光度計　　□試験管ミキサー

📖 基礎知識

抗酸化活性の測定について
　さまざまな疾病の発症は，活性酸素・フリーラジカルの発生と深く関与しており，食品由来の抗酸化物質を摂取することは予防に有効であると考えられている。
　抗酸化の評価方法としては，本試験法（DPPHを用いたラジカル捕捉活性の測定）以外に電子スピン共鳴装置（ESR）によりスピントラッピング剤DMPO（5,5-dimethyl-1-pyrroline-N-oxide）の消去活性を測定する方法やラジカル発生剤であるAAPH（2,2'-Azobis(2-amidinopropane)Dihydrochloride）より発生したペルオキシラジカル標識物質が分解される過程を経時的に測定するORAC（Oxygen Radical Absorbance Capacity）などがある。
　評価法により結果が一致しない場合もあるので，原理の異なる複数の評価法により検討することが望ましい。

DPPHとラジカル消去物質との反応

DPPH• ＋ RH（ラジカル消去物質） ⟶ DPPH-H ＋ R•

（1）試料溶液の調製

❶ ビーカーに市販のティーパック１つ入れる

❷ 沸騰水 100mL を加え，１分間抽出し，かき混ぜる

❸ これを試料溶液とする

（2）比色法によるラジカル捕捉活性の測定

❶ 試料溶液をエタノールで希釈し，4μL/mL，0.4μL/mL に調製する
アスコルビン酸をエタノールで希釈し，4μg/mL，0.4μg/mL に調製する
（各希釈溶液は 12mL 以上調製する）

❷ 希釈した試料溶液，試料溶液のブランク試験，コントロールおよびコントロールのブランク試験を表2-8のとおり試験管に各３本入れる

❸ 200μmol/L DPPHエタノールを表2-8のとおり入れ試験管ミキサーでかき混ぜる

❹ 正確に30分間室温で反応させる

❺ 反応終了後，波長 517nm での吸光度を測定する

❻ DPPHラジカル捕捉活性を計算する

$$\text{DPPHラジカル捕捉活性(\%)} = \frac{\text{ABS Control} - \text{ABS Sample}}{\text{ABS Control}} \times 100$$

ABS Control：コントロール溶液の吸光度 － コントロール溶液のブランク試験の吸光度

ABS Sample：試料溶液の吸光度 － 試料溶液のブランク試験の吸光度

表2-8 配合表

	試料溶液	試料溶液のブランク試験	コントロール	コントロールのブランク試験
希釈した試料（mL）	2	2	－	－
エタノール（mL）	－	2	2	4
DPPHエタノール溶液（mL）	2	－	2	－

☞ DPPHを入れてからの反応時間を正確にするため，測定時間を考慮して次の試験管にDPPHエタノールを加えるとよい。

☞ DPPHはエタノールに溶解するとラジカルを発生するため，DPPHエタノール溶液は実験直前に調製する。

課題

（1）食品中に含まれる抗酸化物質について調べよう。
（2）活性酸素について調べよう。

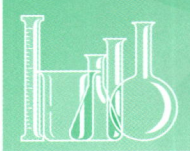

第3章　食品の品質検査

1．魚介類の鮮度判定

　魚介類の鮮度判定に当たっては，魚介類が多種類であること，死後の変化が酵素や細菌によって複雑であることなどから，複数の鮮度判定で総合的に判断することが必要であるが，ここでは魚介類が生食されることの多さから食味と相関性の高いK値（K-value）の測定法について述べることとする。

✳︎ 目　的
　魚介類も肉類と同様，死後に嫌気的分解が起こり，筋肉pHの低下や死後硬直が起きる。特に魚介類ではATPの分解経路が規則正しく進行する。このことを利用した鮮度判定の一つであるK値を実際に求めてみて，魚介類の鮮度とK値との関係について理解を深める。

準備する試料
□市販の魚

準備する試薬
□5％過塩素酸溶液（磨砕液）
□クエン酸-水酸化ナトリウム溶液（中和液）
　〔調製法〕クエン酸三ナトリウム・$2H_2O$ 74gと水酸化ナトリウム40gを純水500mLに溶解する
□炭酸-重炭酸緩衝液（pH9.4）40mL（希釈液）
□ヌクレオチド分解液（用時調製）
　〔調製法〕アルカリ性ホスファターゼ（140U），アデノシンデアミナーゼ（20U）を炭酸-重炭酸緩衝液（pH9.4）40mLに溶解する
□発色液
　〔調製法〕ヌクレオシドホスホリラーゼ（1.5U），キサンチンオキシダーゼ（0.30U），ペルオキシダーゼ（100U）を0.25mol/Lリン酸緩衝液（pH7.5）60mLに溶解し，これに20m mol/L 4-アミノアンチピリン溶液5mL，0.3mol/Lフェノール溶液5mL，10％トリトンX-100溶液5mLを加える

準備する器具
□ホモジナイザー　　□ろ紙　　□漏斗　　□漏斗台　　□メスピペット　　□試験管

準備する装置
□分光光度計　　□恒温水槽

📖 基礎知識

魚介類（魚類や甲殻類）のATP分解経路
　肉類と同様にATP→ADP→AMP→IMP→HxR→Hxの経路で進行するが，軟体動物（イカ，タコ，貝類）やマボヤなどではAMPからIMPを経てHxRに至る経路以外に，AMPからアデノシン（AdR）を経てHxRに至る経路も認められている。

$$
\begin{array}{ccccccccc}
 & \text{ATPase} & & \text{myokinase} & & \text{AMPdeaminase} & & \text{IMPphosphatase} & & \text{nucleoside phosphorylase} \\
\text{ATP} & \longrightarrow & \text{ADP} & \longrightarrow & \text{AMP} & \longrightarrow & \text{IMP} & \longrightarrow & \text{HxR} & \longrightarrow & \text{Hx} \\
 & & & & & & & & & \text{nucleoside hydrolase}
\end{array}
$$

ATP：アデノシン三リン酸，ADP：アデノシン二リン酸，AMP：アデノシン一リン酸（アデニル酸）
AdR：アデノシン，IMP：イノシン一リン酸（イノシン酸），HxR：イノシン，HxR：ヒポキサンチン

1 酵素比色法によるK値の算出

(1) 魚肉からのATP関連化合物の全抽出

❶ 魚肉 2.0g に5％過塩素酸溶液 10mL を加え，ホモジナイザーで磨砕する

❷ 磨砕液をろ過し，得られたろ液 2mL に対してクエン酸-水酸化ナトリウム溶液 0.5mL を加えて中和し，これを試料液とする

(2) HxR ＋ Hx量の測定

❶ 試料液 0.2mL を試験管Aにとる　　ブランク試験用として純水 0.2mL を試験管Bにとる

❷ 希釈液および発色液 3.0mL ずつを各試験管に加え，かき混ぜた後，37℃の恒温水槽で15分間反応させる

❸ 各試験管中の反応液をセルまたはキュベットに移し，波長 500nm での吸光度を測定する
試料液が入ったほうの反応液の吸光度をNs，純水が入ったほうの反応液の吸光度をNs_0とする

(3) ATP関連化合物総量（ATP＋ADP＋AMP＋IMP＋HxR＋Hx）の測定

❶ 試料液 0.2mL を試験管Cにとる　　ブランク試験用として純水 0.2mL を試験管Dにとる

❷ ヌクレオチド分解液 3.0mL を各試験管に加え，かき混ぜた後，37℃の恒温水槽で15分間反応させる

❸ 発色液 3.0mL を加え，37℃の恒温水槽で15分間反応させる

❹ 各試験管中の反応液をセルまたはキュベットに移し，波長 500nm での吸光度を測定する
試料液が入ったほうの反応液の吸光度をNt，純水が入ったほうの反応液の吸光度をNt_0とする

❺ 試料のK値を次式によって算出する

$$K値（\%）= \frac{(Ns - Ns_0)}{(Nt - Nt_0)} \times 100$$

> **ワンポイントアドバイス**
>
> $$K値（\%）= \frac{(HxR+Hx)}{(ATP+ADP+AMP+IMP+HxR+Hx)} \times 100$$

表3-1　K値による判定

K値（％）	判　定
10以下	極めて新鮮（即殺魚）
20以下	新鮮で生食可（生鮮魚）
40前後まで	（市販魚）
40～60	加熱調理したほうがよい
60以上	初期腐敗の可能性

（出典：菅原龍幸・國崎直道編著『Nブックス食品学Ⅱ』建帛社，1994，p.160）

2．卵の鮮度判定

鶏卵は栄養的に優れた食品で，栄養・価格とも季節による変動が少なく，また調理性もよいので，1人1年当たりの供給量では日本が世界でもトップである。鶏卵を利用するに当たっては可能な限り新鮮なものを使用することが望ましく，そのためには品質の判断評価のための検査法を学んでおくことが大切である。品質検査では，まずは割卵しないで外観検査（外観触手，透視検卵法，塩水選別法）などを行い，さらに割卵検査（卵白係数，卵黄係数，卵質係数）を行ってみることが必要である。

✳ 目　的

鶏卵には「賞味期限」が記されている。そこで，「賞味期限」内にある鶏卵と，「賞味期限」を過ぎてしまった鶏卵とに外観検査（塩水選別法－比重法）と割卵検査を行い，鶏卵の鮮度変化と各検査結果との関連性について理解を深める。

準備する試料
- □市販の鶏卵（賞味期限内のものと賞味期限を過ぎたもの）

準備する試薬
- □塩化ナトリウム

準備する器具
- □ビーカー（500mL）　　□メスシリンダー　　□平らなガラス板　　□水準器
- □ノギスまたは直定規　　□卵質計　　　　　　□電子天秤

📖 基礎知識

卵の卵殻は多孔質で通気性があり，水分や二酸化炭素が蒸散する。そのため卵の重量は経時的に減少していく（気室が大きくなっていく）が，大きさは変化しないので全体として卵の比重が小さくなっていく。新鮮卵の比重は1.08～1.09なので，食塩水などを利用した卵の浮沈によって鮮度を知ることができる。ただし，卵の卵殻の厚さによって比重が異なるので，必ずしも正確とはいえない。

卵　白：主にゼリー状の濃厚卵白とさらさらした水様卵白からなる。特に濃厚卵白の粘性は保存中における卵白のpH上昇に伴い，不溶性オボムチン複合体からβ-オボムチンが溶離することで低下していく。そこで，濃厚卵白の高さ（H）と平均直径（D）を測り，比（H/D）を求め，この数値を卵白係数といい，この数値を鮮度判定の指標とする場合がある。新鮮卵では卵白係数が0.14～0.17であるが，古くなるとこの数値は小さくなる。

卵　黄：新鮮卵では盛り上げっていて球形に近い形をしているが，時間の経過とともに卵黄膜が脆弱化し，広がって平らな形になっていく。そこで，卵黄の高さ（H）と直径（D）を測り，比（H/D）を求め，この数値を卵黄係数といい，この数値を鮮度判定の指標とする場合がある。新鮮卵では0.36～0.44であるが，0.25以下になると卵は古く卵黄膜も破れやすい状態になっている。

ハウユニット（卵質係数）：殻つきのままの卵重（W）と濃厚卵白の高さ（H）から，次式によって求めた数値をハウ・ユニット（HU）という。新鮮卵では86～90である。72以上がAA級（最高級品位），60以上72未満がA級（高級品位），31以上60未満がB級（中級品位），31未満がC級（低級品位）と格付けされるが，一般消費者が口にする鮮度という点では60以上が望ましいとされる。

$$HU = 100 \log (H - 1.7W^{0.37} + 7.6)$$

これらの鮮度判定は栄養価や細菌数などとは直接の関係はないので，卵を食するに当たっては衛生上十分に注意することが必要である。

1 比重法による鮮度判定

① 濃度が6％，8％，10％，12％の塩化ナトリウム水溶液を500gずつ調製する

② 上で調製した塩化ナトリウム水溶液をそれぞれビーカーに移す

③ 鶏卵を各塩化ナトリウム水溶液中に入れ，浮き沈みを観察する

④ 表3-2を参考にして，鶏卵の鮮度判定をする
（判定が中間の場合もある）

⑤ この鮮度判定を，購入してすぐの「賞味期限」内の鶏卵，「賞味期限」を過ぎてしまった鶏卵など，故意に鶏卵の保存日数を変えたものを対象に実験を行い，鶏卵の保存日数による比重変化についても考察を行う

表3-2　塩化ナトリウム濃度による卵の鮮度判定

塩化ナトリウムの濃度	卵が沈むならば
12％NaCl（比重1.089）	新　鮮
10％NaCl（比重1.074）	やや新鮮
8％NaCl（比重1.058）	普　通
6％NaCl（比重1.027）	やや腐敗

ワンポイントアドバイス

一般に鶏卵を水道水に入れた場合，容器底に横たわるものは新しく，古くなるほど鈍端を上に立ってくるので，これでもおおよその判別はできる。

2 割卵検査（卵白係数・卵黄係数・卵質係数）による鮮度判定

① 平らなガラス板を水準器を用いて水平に置く

② 卵の重量Wを測定する

③ ガラス板の上に卵を崩さないように割る

④ ノギスまたは直定規を使って，濃厚卵白の直径（長直径D_1と短直径D_2）と高さH_1を測定する（濃厚卵白の高さは卵質計を用いて測るのがよいが，ない場合には直定規等で代用する）

⑤ ノギスまたは直定規を使って，卵黄の直径D_3と高さH_2を測定する

⑥ これらの測定値から，卵白係数，卵黄係数，卵質係数を算出する
なお卵質計数については付表を用いて概算してもよい

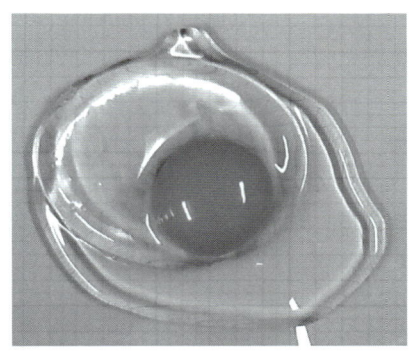

図3-1　ガラス板上に割卵した状態（上から）
ガラス板の下に方眼紙を敷いておくと計測しやすい。

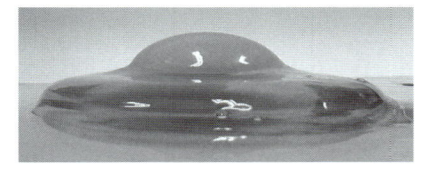

図3-2　ガラス板上に割卵した状態（横から）
濃厚卵白の高さは卵質計がない場合は，定規等で工夫して計測する。

付表　卵重と濃厚卵白の高さによる卵質係数（ハウ・ユニット値）の換算表

卵重 W(g)	濃厚卵白の高さ(mm)																
	3.0	3.5	4.0	4.5	5.0	5.5	6.0	6.5	7.0	7.5	8.0	8.5	9.0	9.5	10.0	10.5	11.0
46	56	61	66	71	75	78	82	85	88	91	93	96	98	100	102	104	106
48	54	60	65	70	74	78	81	84	87	90	93	95	98	100	102	104	106
50	53	59	64	69	73	77	80	84	87	90	92	95	97	99	102	104	106
52	51	58	63	68	72	76	80	83	86	89	92	94	97	99	101	103	105
54	50	56	62	67	71	75	79	82	86	88	91	94	96	99	101	103	105
56	49	55	61	66	70	75	78	82	85	88	91	93	96	98	100	102	104
58	47	54	60	65	70	74	78	81	84	87	90	93	95	98	100	102	104
60	46	53	59	64	69	73	77	80	84	87	90	92	95	97	99	102	104
62	44	51	58	63	68	72	76	80	83	86	89	92	94	97	99	101	103
64	43	50	57	62	67	71	75	79	82	86	89	91	94	96	99	101	103
66	41	49	55	61	66	71	75	78	82	85	88	91	93	96	98	100	102
68	40	48	54	60	65	70	74	78	81	85	88	90	93	95	98	100	102
70	38	47	53	59	64	69	73	77	81	84	87	90	92	95	97	100	102
72	37	45	52	58	64	68	73	77	80	83	86	89	92	94	97	99	101
74	35	44	51	57	63	68	72	76	80	83	86	89	92	94	97	99	101

3. 乳と乳製品の品質判定

　牛乳は鮮度が落ちると一般に酸度が上昇し，熱やアルコールに対するカゼインミセルの安定性は減少する。よって，このような酸度の上昇（pH の低下）やカゼインの凝固性を調べることで，牛乳の鮮度を判定することが可能となる。また牛乳は栄養性に富むので細菌による腐敗も早い。よって微生物学的検査も鮮度判定に有効である。

※ 目　的

　牛乳の酸度には，たんぱく質および塩類（リン酸塩，クエン酸塩など）による自然酸度と，搾乳後の細菌の作用によって生じる酸（主に乳酸）による発生酸度の2つが関与している。この両者を合わせて全酸度で表し，これを滴定酸度または単に酸度という。この酸度は中和滴定により乳酸％として求めるものであるが，ここでは，牛乳の新鮮度を調べる目的で，酸度が上昇した牛乳ではカゼインが沈殿しやすいことを利用したアルコール試験と，細菌の生産するレダクターゼ（還元酵素）を利用したレサズリン試験を行ってみる。

準備する試料
- □市販の牛乳

準備する試薬
- □70%（v/v）エタノール
- □レサズリン試薬

　〔調製法〕　あらかじめ滅菌した褐色共栓ガラスびんまたは褐色メディウムびん（200mL）にラクテスター A 錠[*1] 1 錠を入れ，滅菌水 50mL を徐々に加えて完全に溶かし，一夜冷暗所に保存した後使用する

　*1　和光純薬工業㈱

準備する器具
- □ペトリ皿　　□駒込ピペット　　□共栓つき試験管（滅菌済み）
- □メスピペット（滅菌済み，ディスポーザブルのプラスチック製のものでもよい）
- □標準色調表（ラクテスター A 標準色調表）

準備する装置
- □恒温水槽

📖 基礎知識

乳と乳製品について

　乳は哺乳動物の乳腺分泌物で，幼動物の生育に必要不可欠な栄養分に富んでいる。一般に食用とされる乳類には牛乳，山羊乳，羊乳，馬乳などがあるが，乳等省令（乳及び乳製品の成分規格等に関する省令）では牛，山羊，綿羊の乳を乳の定義に入れている。

　乳および乳製品の生産・製造・保存などの過程における品質と安全性の確保は，乳等省令によって厳しく規制されている。牛乳は良質のたんぱく質，脂質，糖質，ミネラル，ビタミンに富み，乳幼児をはじめ，一般の食生活の中でも広く利用されている。牛乳の品質保持は搾乳から消費されるまでの低温管理が重要で，10℃以下で流通・保管することが規制されている。

レサズリン試験

　レサズリン（レサズリンナトリウム）は細菌がもつ種々の還元酵素によって還元され，下図のような構造変化を起こし，青紫色から紅色，無色と色調が変化する。この色調を観察することで，試料の汚染菌量を推定することができる。しかし，この試験は微生物試験である総菌数測定のほかに必要に応じて行われる試験であり，この試験の結果だけから細菌汚染の有無を決定できるものではない。

　　　レサズリン　　　→　　　レゾルフィン　　　→　　　ジヒドロレゾルフィン
　　　青紫色　　　　　　　　　紅　色　　　　　　　　　　無　色

1 アルコール試験

❶ 駒込ピペットで70％エタノール 2mL をとり，ペトリ皿に入れる

❷ 別の駒込ピペットで試料の牛乳 2mL を加えて混和し，凝固物の有無を調べる

2 レサズリン試験

❶ 共栓つき試験管に，試料 10mL をメスピペットで気泡が入らないように静かに入れる

❷ レサズリン試薬 1mL をメスピペットで加え，栓をして静かに3回反転混和させる

❸ 試験管を37℃の恒温水槽に入れ，遮光して30分間放置する

❹ 30分後，試験管を静かにとり出し，混和せずに液層の下方部分の色調を観察する（直射日光を避け，白色板（白色紙）を背景として，標準色調表と比較する）

❺ 再度，試験管を静かに3回反転混和し，恒温水槽に入れ，30分後に同様に色調を観察・比較する

表3-3　乳のアルコール試験判定基準

凝固物	反　応	品　質
な　し	－（陰性）	新鮮乳（飲用に適する）
あ　り	＋（陽性）	鮮度不良（飲用に不適）
多くあり	＋＋（強陽性）	腐敗乳

表3-4　乳のレサズリン試験判定基準

番　号	色　調	品　質
0	青紫色	優
1	紫　色	良
2	赤紫色	やや良
3	紅　色	不　良
4	淡紅色	不　良
5	白　色	不　良

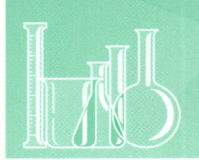

第4章　日本食品標準成分表の分析

1. 試料の取り扱い

　食品分析の対象とするのは生鮮物およびそれに何らかの加工操作が加えられた加工品であり、種類は多岐にわたっている。しかも同じ種類の食品であっても、産地・栽培条件・収穫時期・貯蔵条件・加工方法などにより成分は大きく変動することがある。また、固体食品においては、個体間・個体内の部位によって成分の差が大きい場合が多い。正しい分析を行うためには、これらの要因を考慮して試料を取り扱わねばならない。すなわち、均一な試料とするためにはなるべく試料を多くとり、しかもどの部位から採取しても、得られる分析結果が食品全体の特性を示すように均一にしなければならない。また、分析が終了するまでの期間、試料の成分的な変動が生じないように保存しなければならない。

　試料の取り扱いにおける留意点は、まず、試料の来歴（生鮮物であれば産地・収穫時期など、加工品であれば原料素材・原料配合など）の記録をとること。これは分析実施および分析結果の考察の一助となる。また、試料入手後は速やかに分析試料調製に努めること。これにより入手時の性状を保持した試料の分析が可能である。さらに、分析が直ちに行えない場合は、変質を防ぐ方法で試料を保存しなければならない。

1 試料の採取

　分析のために採取する試料は、その食品の母集団が本来もっているすべての特性を代表するものでなければならない。しかし、採取試料は母集団のごく一部に過ぎない場合がほとんであるため、試料採取は食品分析における最も大きな誤差要因の可能性を含んでいる。したがって、食品の特性あるいは分析法の特性上、試料採取に一定の制限がある中で、対象食品全体の特性と極力一致するように試料を採取することが重要である。試料採取が適切に行われなければ、以降の分析がいかに正確に行われたとしても、その分析の意義が失われてしまうことになる。

　比較的均質な組成をもつ食品、例えば、液状食品の調味料・飲料・油脂類、粉状食品の小麦粉・でん粉類・甘味料などの場合は試料調製法、採取部位、採取法、採取量などによって分析結果はそれほど大きく影響されない。しかし、不均質な食品、例えば、生鮮食品の野菜類・果実類・きのこ類・豆類・魚介類・肉類などは不定形で、しかも成分の個体間の差、個体内の部位的偏在による成分含量の差が大きいため、特に試料調製、採取法に注意しなければならない。

　試料の採取は、食品全体の特性を把握するためにはできるだけ多くとる必要がある。その中から、分析項目に応じて必要量をとるようにする。

　調製中の水分の吸・脱湿（開放系での試料調製中の環境空気からの吸・脱湿、粉砕中の粉砕刃との摩擦熱による水分の蒸散など）を避けるためには、試料調製はできるだけ速やかに行うことが重要となる。分析に至るまでの未調製あるいは調製試料の保存中の変質（水分の増減、環境の熱、光、空気によるビタミンの損失、油脂の酸化など）を防止する適切な保存がなされなければならない。また、保存試料から分析試料を採取するために保存容器を開封したときや試料秤取中に外気の影響による吸・脱湿を極力避けるため、試料保存容器を密封のまま天秤設置の部屋で天秤と同温度の室温に戻るまで放置後、できるだけ手早く秤取する必要がある。

2 試料の調製

　理想的な試料というのは，その食品が本来もっているすべての特性に採取試料の特性が一致していなければならない。このことを基本として食品の母集団の特性を代表するような試料調製を心がけなければならない。そのためにできるだけ多くの試料をとり，分析に適した試料量を，母集団を代表するように縮分によって適量の試料を調製する。試料の種類，形状によって調製法は異なるので，主な食品別に調製法を記す。

（1）穀類・豆類・種実類

　穀粉類は混和し試料とする。多量の試料から縮分によって減量する場合は図4-1のAのように円錐4分法で行う。すなわち，試料を円錐状に積み，円錐の頂点を平らにする，次いで，図のようにa，b，c，dの4区分に分ける。対角線上のaとdまたはbとcに区分をとって混和する。これでもとの1/2になる。さらに縮分するときはこの操作を繰り返す。固体試料の場合はローラーミルやコーヒーミルで粉砕後，ふるいを通して粒度をそろえ薬さじで混和する。粒みそはチョッパーを通して均質化する。粗大粒子が残っていれば，フィルム袋中で丸い棒状のもので粒子をつぶして試料とする。

（2）野菜類・果実類

　葉菜類，果菜類は円錐4分法にならって図4-1のB，Cのように縮分採取し細かく刻んで，フードプロセッサーで数mm片に細切りし，混和して試料とする。果実類はフードプロセッサーで数mm片に細切りし，試料とする。

（3）きのこ類・藻類

　1～2cmに切断して，フードプロセッサーで数mm片に細切りし，試料とする。

（4）魚介類・肉類

　魚介類は可食部（三枚おろし）を，肉類は骨を除いた後，約1cm角に細切りし，ミートチョッパーにかけて混和して試料とする。

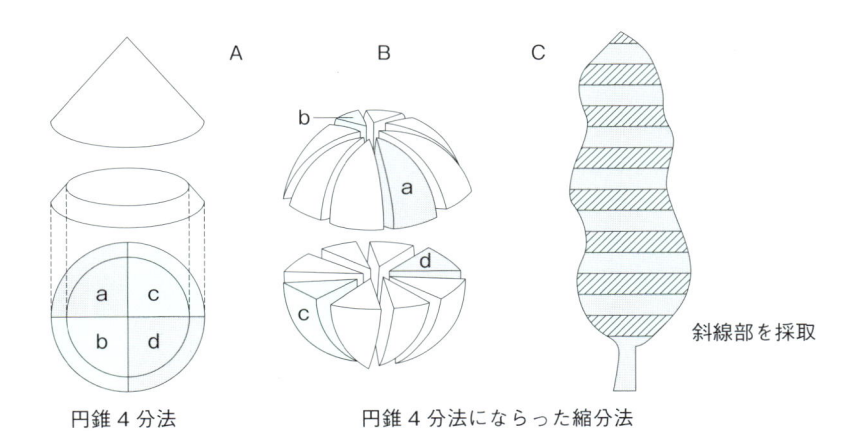

図4-1　試料の縮分

(5) 卵類・乳類

全卵は割卵後フィルム袋中で揉んで均質混和し試料とする。卵黄，卵白を個別に分析する場合は，それぞれを個別に分離し，全卵と同様に処理して試料とする。液状のクリーム，発酵乳などは十分に混和して試料とする。チーズ類は縮分したものを細切りし，チーズおろし器やフードプロセッサーで磨砕して混和均質化して試料とする。

(6) 調味料

しょうゆ類，ソース類，トマト加工品類は混和したものを試料とする。

3 試料の保存

試料は，水分，ビタミン，その他の成分の変化に影響を及ぼす要因，例えば，気温・湿度・熱・光・空気などの環境要因による影響を抑える容器（ふたつきガラスびん，ふたつきプラスチックびんなど密封できるもの）に密封して低温に保存しなければならない。特に光の影響によって変化しやすい成分の分析を目的とする試料は褐色びんに保存する。

試料びんに試料名・試料調製年月日・試料来歴などを記したラベルを貼りつける。

2. 水　　　分

食品の水分定量には，加熱乾燥法，カールフィッシャー法などがある。一般に広く用いられるのは加熱乾燥法である。加熱乾燥法には常圧加熱乾燥法と減圧加熱乾燥法があり，温度により変質しやすい試料の場合には減圧加熱乾燥法が適している。ここでは，常圧加熱乾燥法について述べる。

1 常圧加熱乾燥法

食品中の水分含量は多様性に富み，自由水，準結合水，結合水の少なくとも3つの形で保持されている。また，食品成分も多様性に富んでいるため，食品の水分測定は，正確性および実用性の両面においてさまざまな複雑性を抱えている。加熱乾燥法では，理想的には食品中の水のみが定量的に蒸発する必要があるが，水以外の揮発成分（アルコール，香気成分，有機酸など）の揮散，加熱による非可逆的な食品の成分変化による揮発性成分の生成，酸化現象による重量変化などが起こる。そのため，一般的に測定の再現性および実用性の観点からさまざまな方法が用いられているが，いずれも水以外の有機化合物の分解や揮散を無視あるいはそのような現象を考慮したある特定の条件下で最も高い水分値を与える方法で測定するものであり，得られた値は真の水分の近似値である。

水分の測定方法には，加熱乾燥法以外に蒸留法，化学的測定法，物理的測定法などがある。ここでは一般に広く用いられる常圧加熱乾燥法について述べる。

常圧加熱乾燥法には，直接法，乾燥助剤添加法，アルミニウム箔法がある。

食品の性状に応じた水分定量条件を表4-1に示した。

表4-1 主要食品の水分測定方法

食品名	採取量	測定方法	測定条件
1．穀類			
（めし・もち）	5 g	常圧加熱・乾燥助剤法	135℃，2時間
（乾めん類，マカロニ・スパゲッティ）	3～5 g	常圧加熱・直接法	135℃，3時間
（粉類）	3 g	常圧加熱・直接法	135℃，1時間
（パン・菓子パン類）	2～3 g	常圧加熱・直接法	135℃，1時間
（生めん，ゆでめん）	3 g	常圧加熱・アルミ箔法	135℃，2時間
2．いもおよびでん粉類			
（いも類）	3～5 g	常圧加熱・乾燥助剤法	100℃，5時間
（でん粉類）	3 g	常圧加熱・直接法	135℃，1時間
3．砂糖および甘味類			
（砂糖類）	5 g	常圧加熱・直接法	105℃，3時間
（はちみつ類）	2～3 g	減圧加熱・乾燥助剤法	90℃，3時間
4．豆類			
（あずき，いんげん豆）	5 g	常圧加熱・直接法	135℃，3時間
（だいず）	5 g	常圧加熱・直接法	130℃，2時間
（きな粉，脱脂大豆）	3 g	常圧加熱・直接法	130℃，1時間
（豆腐類，納豆類）	5 g	常圧加熱・乾燥助剤法	105℃，2時間
（みそ類）	1 g	カールフィッシャー法	70℃，5時間
5．種実類	5 g	常圧加熱・直接法	130℃，2時間
6．野菜類（生鮮野菜）	5～7 g	減圧加熱・乾燥助剤法	70℃，5時間
7．果実類（生果）	5 g	減圧加熱・乾燥助剤法	70℃，5時間
8．きのこ類			
（生）	5 g	常圧加熱・乾燥助剤法	105℃，5時間
（乾燥）	2～5 g	常圧加熱・直接法	105℃，5時間
9．藻類（生・塩蔵品）	5 g	常圧加熱・乾燥助剤法	105℃，5時間
10．魚介類	5～7 g	常圧加熱・乾燥助剤法	105℃，5時間
11．肉類	3～5 g	常圧加熱・乾燥助剤法	135℃，2時間
12．卵類	3～5 g	減圧加熱・乾燥助剤法	100℃，恒量
13．乳類（液状，アイスクリーム）	3 g	常圧加熱・乾燥助剤法	100℃，3時間
14．油脂類	3～5 g	常圧加熱・乾燥助剤法	105℃，3時間
16．し好飲料類			
（茶類）	3 g	常圧加熱・直接法	100℃，恒量
（アルコール飲料）	5 g	減圧加熱・乾燥助剤法	70℃，恒量
17．調味料（しょうゆ，ソース類）	5 g	減圧加熱・乾燥助剤法	70℃，恒量

（出典：青柳康夫編著『新版改訂　食品学実験書』建帛社，2017，p.72）

2．水分

（1）直接法

穀類，種実類（小麦粉などのように粉末状のものはそのまま測定試料とする。粉末状でないものは前処理によって粉末状とする），比較的水分の少ない食品に適用する。

準備する器具
- □アルミニウム秤量皿：一般的には図4-2に示したアルミニウム製の秤量皿を用いる
- □デシケーター：中板径20～22cmのもの。乾燥剤は一般にはシリカゲル（着色に用いた塩化コバルトが吸湿によってピンク色に変化したものは135℃で2～3時間乾燥させると青色に変化する）を用いる
- □分析天秤：0.1mgまで秤量できるもの

準備する装置
- □電気定温乾燥器：60～150℃±1℃の調節可能な強制循環式がよい

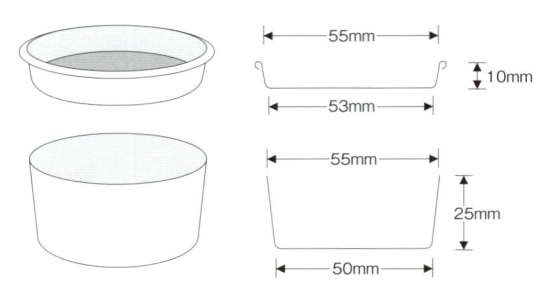

図4-2　アルミニウム秤量皿

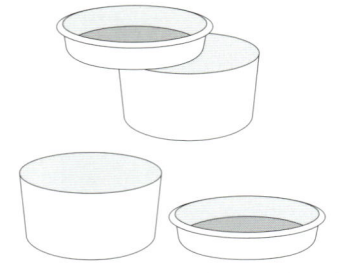

図4-3　アルミニウム秤量皿の扱い方

1. アルミニウム秤量皿を乾燥器に入れる
2. 試料の乾燥温度と同じ温度で容器を1～2時間乾燥する
3. 30分間放冷する
4. 秤量する（0.1mgまで秤量）
   この操作を恒量値が得られるまで繰り返す
5. 試料を秤取する（0.1mgまで秤取）
6. あらかじめ乾燥時間が決められた試料は所定の時間，恒量を求める試料の場合は1～2時間乾燥（次からは1時間加熱乾燥）する
7. 30分間放冷する
8. 秤量する
9. 所定時間乾燥後の秤量または1時間加熱，30分間放冷を，恒量が得られるまで繰り返す
10. 水分を計算する

☞ 洗浄済みのアルミ秤量皿を図のようにふたを少しずらすか横において乾燥器に入れる（軍手を使用）。

☞ アルミ秤量皿を入れたデシケーターを天秤と同じ部屋に置く（常に清潔を保つ）。

☞ 所定時間放冷後，デシケーターから軍手でアルミ秤量皿の腹を持って取り出した後秤量する。秤量時は測定者以外の者は台に肘を乗せたり，手を載せて台に寄りかかったり，体を台にあずけたり，また，台の側を歩き回らないこと。このことは秤量するときすべてに共通する。前回との秤量差が1.0mg以下で恒量とする。

ワンポイントアドバイス
恒量について：成書には，前回との秤量値の差が0.3～0.5mg以下となったときを恒量とする場合が多いが，加熱・放冷・秤量操作の繰り返し，乾燥剤の吸湿，放冷時間の相違，測定時の気温の相違などを考慮して1.0mgが現実的である。

$$\text{水分含量（g/100g 試料）} = \frac{M_1 - M_2}{M_1 - M_0} \times 100$$

M_0：アルミニウム秤量皿の恒量値（g）
M_1：（アルミニウム秤量皿 ＋ 秤取試料）の重量（g）
M_2：（アルミニウム秤量皿 ＋ 秤取試料）乾燥後の恒量値（g）

（2）乾燥助剤添加法

直接法で乾燥すると，表面に被膜を形成して中心部の乾燥が不完全になるような食品，すなわち，水あめ・はちみつ・炊飯米・豆類加工品・液糖・練乳・液状油脂・魚類・肉類などの粘質状食品，液状食品，ペースト状食品の水分測定に用いる。乾燥助剤を用いることで，蒸発表面積の増大，表面被膜形成を防止できる。

準備する試薬
□乾燥助剤：精製ケイ砂 500 〜 710μm（32〜24メッシュ）あるいは 350 〜 250μm（60〜80メッシュ）

準備する器具
□デシケーター（直接法に同じ）　□分析天秤（直接法に同じ）
□ホットプレートまたはウォーターバス
□アルミニウム秤量皿：口径75mm，底径70mm，深さ35mmのものを用いる。助剤と試料の撹拌用にこの容器に斜めに入れても容器のふたができる程度の長さのガラス棒を用意する

準備する装置
□電気定温乾燥器（直接法に同じ）

❶ アルミニウム秤量皿を用意する

❷ 容器に精製ケイ砂20〜30g，ガラス棒を入れて試料の乾燥温度と同じ温度で1〜2時間加熱乾燥する
以降，直接法と同様に恒量を求める

❸ 試料を秤取する（0.1mgまで秤取）

❹ ガラス棒でそのままかき混ぜるかあるいは乾燥助剤が濡れる程度の水を加えて，ガラス棒でよく混和してホットプレート上かウォーターバス上でサラサラ状態になるまで予備乾燥する
以降，直接法と同様に恒量を求める

❺ 水分含量を計算する
（直接法に同じ）

☞ケイ砂の精製法：種々の粒度の市販品から目的のものを選定する。ケイ砂適量を塩酸（1：1）で約80℃，1時間加熱処理する。処理後，室温まで冷却しブフナー漏斗で吸引ろ過・水洗を繰り返し完全に酸を除去する。風乾後105℃で1〜2時間乾燥する。

☞恒量：常圧加熱乾燥法の直接法の項（p.98）を参照。

(3) アルミニウム箔法

　生めん，ゆでめん，炊飯米などの粘質状食品に用いる。これらの食品は乾燥によって表面に被膜を形成し，内部からの水分の蒸発が不完全となる。これを防ぐため，薄膜状に圧延して表面積を増大させて内部からの水の蒸発を十分に行わせる。

📔 準備する器具

- □ デシケーター（直接法に同じ）
- □ 分析天秤（直接法に同じ）
- □ アルミニウム箔秤量容器：一般家庭用アルミニウム箔（厚手）を図4-4のように折って封筒状の容器を作成する
- □ ガラス棒（丸い太めのもの）または丸棒（木製のもの）
- □ ピンセットまたは薬さじ

🧢 準備する装置

- □ 電気定温乾燥器（直接法に同じ）

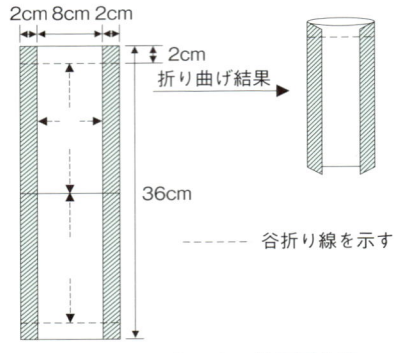

図4-4　アルミニウム箔秤量容器

① アルミニウム箔秤量容器を用意する

② 封筒状に折った容器の口を広げて試料を採取し，容器の口を折って密封し秤量する（0.1mgまで秤量する）

③ 丸い太めのガラス棒か木製の丸棒で容器中の試料を薄く圧延する

④ 容器の口を吹いて膨らすかピンセットや薬さじなどで容器の口を開いてかまぼこ状として所定の温度で所定の時間乾燥する
以降，直接法と同様に恒量を求める

⑤ 水分含量を計算する
（直接法に同じ）

☞ アルミニウム箔は吸湿性がほとんどないので，恒量を求めるための乾燥はしなくてよい。

☞ 容器の口と底の部分から1.5cm程度あけて圧延する。

☞ 恒量：常圧加熱乾燥法の直接法の項（p.98）を参照。

📝 課題

(1) 脂質の多い試料では，乾燥を続けると減量後，やや増加する現象がある。このときの重量変化の原因について考えてみよう。
(2) 水分の多い食品をあげてみよう。
(3) 水分の生理作用について説明してみよう。

3. たんぱく質

1 粗たんぱく質の定量

✳ 目 的

試料に濃硫酸と触媒を加えて強熱し，分解することで二酸化炭素，炭素，二酸化硫黄，水を揮散させ，窒素を硫酸アンモニウムの形で濃硫酸に捕捉させる。濃硫酸中の窒素に過剰の水酸化ナトリウムを加えて蒸留し，留出してきたアンモニアをホウ酸水に捕捉させる。ホウ酸アンモニウムを硫酸溶液で滴定し，窒素量を求める。窒素量に窒素－たんぱく質換算係数（表4-2），もしくは6.25をかけたんぱく質量を算出する。

準備する試料

- □小麦粉，スキムミルク，だいずなど（脂質の多いものは脱脂するとよい）

準備する試薬

- □濃硫酸（市販品）
- □分解促進剤（混合触媒）
  〔調製法〕 硫酸カリウムと硫酸銅を9：1で秤取後，乳鉢で混合磨砕して用いる
- □30％水酸化ナトリウム溶液
  〔調製法〕 水酸化ナトリウム45gに純水105mLを加え，溶解する
- □4％ホウ酸溶液
  〔調製法〕 ホウ酸（特級）40gに純水960mLの割合で加温溶解後，冷却する
- □0.05mol/L硫酸溶液
  〔調製法〕 第1章，p.9参照
- □混合指示薬
  〔調製法〕 メチルレッド0.2gとメチレンブルー0.1gを90％エタノール100mLに溶かし褐色びんに保存する
- □0.2％メチルレッド・エタノール溶液
- □0.05mol/L炭酸ナトリウム水溶液
  〔調製法〕 第1章，p.6参照
- □沸騰石

☞力価（F）は次式により求める。

$$F \quad Na_2CO_3 = \frac{a}{1.0599}$$

a：秤取量

準備する器具

- □ケルダールフラスコ（300〜500mL）
- □メスフラスコ（100mL）
- □メスシリンダー
- □三角フラスコ（300mL・200mL）
- □ホールピペット
- □ビュレット
- □ラボジャッキなど

準備する装置

- □ケルダール分解装置
- □直接蒸留装置（マクロ法用）
- □水蒸気蒸留装置（セミミクロ法用）

基礎知識

たんぱく質の定量方法

食品のたんぱく質を定量するには，食品中の窒素含量を測定し，その値に窒素－たんぱく質換算係数（表4－2）か，それがないときには6.25を乗じて求める。この値を「粗たんぱく質」という。構造が明らかにされている物質については，正確なたんぱく質量を測定できるが，食品では難しいため，このような換算値を用いる。

日本食品標準成分表におけるたんぱく質の定量にはケルダール法が採用されている。この方法はたんぱく質に含まれる窒素を定量し，これに窒素－たんぱく質換算係数をかけてたんぱく質量を算出するものである。アミノ酸やペプチド等に含まれる窒素も，たんぱく質として計算されることから，粗たんぱく質といわれる。なお，試料中にたんぱく質以外の窒素化合物を含む場合，例えばカフェインを含むコーヒーや茶，硝酸イオンを含む葉菜類は，各々カフェイン由来，硝酸由来の窒素を別に定量し，差し引く必要がある。

なお，食品成分表の五訂増補版では正確さと精度の良さ，扱いやすさの点からマクロ改良ケルダール法を採用しているが，この方法では蒸留に大量の試薬を要する。授業で実施する場合所要時間および環境負荷の点も考慮する必要があり，さらに繰り返しの蒸留が可能であることから，セミ・ミクロケルダール法も紹介する。

- 試料の分解：試料に分解促進剤と濃硫酸を加えて加熱すると，有機物が分解され，たんぱく質中の窒素はアンモニアとなり，硫酸と反応し硫酸アンモニウムの形で分解液に捕捉される。

$$2NH_3 + H_2SO_4 \rightarrow (NH_4)_2SO_4$$

- 蒸留　蒸留室での反応：$(NH_4)_2SO_4 + 2NaOH \rightarrow 2NH_3 + Na_2SO_4 + 2H_2O$
- 三角フラスコ内の反応：$NH_3 + H_3BO_3 \rightarrow (NH_4)H_2BO_3$
- 滴　定：$2(NH_4)H_2BO_3 + H_2SO_4 \rightarrow (NH_4)_2SO_4 + 2H_3BO_3$

表4-2　窒素-たんぱく質換算係数

食品名	換算係数*
アマランサス	5.30
えんばく（オートミール），おおむぎ，こむぎ（玄穀，全粒粉），ライ麦	5.83
小麦（粉），フランスパン，うどん・そうめん類，中華めん類，マカロニ・スパゲティ類，ふ類，小麦たんぱく，ぎょうざの皮，しゅうまいの皮	5.70
小麦はいが	5.80
こめ，こめ製品（赤飯を除く）	5.95
だいず，だいず製品（豆腐・竹輪を除く）	5.71
アーモンド	5.18
ブラジルナッツ，らっかせい	5.46
その他ナッツ類，あさ，あまに，えごま，かぼちゃ，けし，ごま，すいか，はす，ひし，ひまわりの各種実類	5.30
えだまめ，だいずもやし	5.71
らっかせい（未熟豆）	5.46
ふかひれ，ゼラチン，腱（うし），豚足，軟骨（ぶた，にわとり）	5.55
乳，チーズを含む乳製品，その他の乳類（シャーベットを除く），バター類，マーガリン類	6.38
しょうゆ類，みそ類	5.71

*上記の食品以外の係数は 6.25 を用いる。

（1）マクロ改良ケルダール法

実験1：試料の分解

① 試料0.5～2.0gをケルダールフラスコに採取する

② 分解促進剤10g，濃硫酸25mL，沸騰石5～6粒を加える

③ 穏やかに振り混ぜる（硫酸を試料に十分浸透させる）

④ 分解装置で加熱する（ドラフトチャンバー内で実施）

⑤ 冷却後，メスシリンダーで純水100～120mLを加える

⑥ ブランク試験として，試料の代わりに同量のショ糖について①～⑤の操作を行う

図4-5 ケルダール分解装置

☞ 泡が出なくなるまでは弱火，その後は強熱する。分解液が青緑色透明になってからさらに60分間加熱。

実験2：蒸留

⑦ ⑤を25℃以下に冷却し，200mLに定容後，50mLを正確にとり蒸留用のフラスコに入れた後，砂状亜鉛少量（耳かき1杯程度），メスシリンダーで中和用水酸化ナトリウム溶液30mLを加える

⑧ アンモニアの直接蒸留装置に連結する

⑨ 三角フラスコ（300mL）にメスシリンダーで4％ホウ酸溶液20mLを入れ，混合指示薬5～6滴を滴下したものを，蒸留装置の出口にセットする（出口はホウ酸溶液に入れておく）

⑩ 分解フラスコを揺り動かして内容物を十分に混合する

⑪ 所定の熱源の強さで10～15分間加熱蒸留する

⑫ 留液が30mL以上出たら，蒸留装置の出口をホウ酸溶液の液面より離し，2～3分間蒸留する

⑬ 留液40～50mLを集める

☞ ⑦～⑩の段階までは，決して振り混ぜずに静かに扱う。

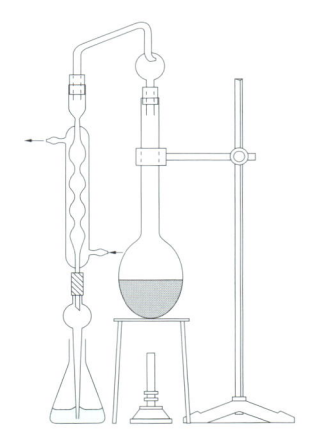

図4-6 アンモニア直接蒸留装置

☞ ホウ酸溶液の温度が40℃を超えないように注意。45℃を超えるとホウ酸溶液によるアンモニアの捕捉率が低下する。

☞ 濃度が正確にわかっている力価既知0.05mol/L 硫酸溶液で滴定する。

実験3：滴定

⑭ ⑬の三角フラスコ内容物を0.05mol/L硫酸溶液で滴定する
指示薬の色が青色→灰無色→桃色になった時点を滴定終点（v_1 mL）とする

⑮ ⑥のブランク試験も同様に蒸留後，滴定し滴定値（v_2 mL）を求める

◆計　算

マクロ改良ケルダール法

　　窒素量（g/100g）
　　　＝ 0.001401 ×（V₁ − V₂）× F × $\frac{200}{50}$** × $\frac{100}{S}$

　　粗たんぱく質（g/100g）
　　　＝窒素量（g/100g）× 6.25*
　　　0.001401：0.05mol/L硫酸溶液1mLは窒素0.001401gに相当する
　　　V₁：試料液蒸留後の0.05mol/L硫酸溶液滴定値（mL）
　　　V₂：空蒸留後の0.05mol/L硫酸溶液滴定値（mL）
　　　F：0.05mol/L硫酸溶液の力価
　　　S：試料採取量（g）
　　　＊：窒素-たんぱく質換算係数（表4－2参照）
　　　＊＊：希釈倍率

（2）セミ・ミクロケルダール法

実験1：試料の分解（図4－5参照）

❶ 試料 0.5〜2.0g をケルダールフラスコに採取する
　↓
❷ 分解促進剤 2〜5g，濃硫酸 10mL を加える
　↓
❸ 穏やかに振り混ぜる（硫酸を試料に十分浸透させる）
　↓
❹ 分解装置で加熱する（ドラフトチャンバー内で実施）
　↓
❺ 冷却後，純水でメスフラスコ（100mL）に定容し試料溶液とする
　↓
❻ ブランク試験として，試料を入れずに①〜⑤の操作を行う

☞試料量の目安：窒素量として20mg程度。
☞分解促進剤，濃硫酸，希釈容量等は，試料の種類や量に応じて加減する。例）試料1gを超える場合硫酸20mLとし，200mLに定容する。（脂質の多い試料は突沸しやすいため，沸騰石を入れるなど注意が必要）
☞泡が出なくなるまでは弱火，その後は強熱する。分解液が青緑色透明になってからさらに60分間加熱する。
☞室温まで冷却した後定容する。

実験2：蒸　留

蒸留装置の洗浄（図4－7参照）

❶ 水蒸気発生フラスコAに水（4/5 程度），濃硫酸 2〜3滴，沸騰石少々を入れる
　↓
❷ コックdを開き，ロートCから蒸留室Dへ純水を約 1/3 入れるコックdを閉じる
　↓
❸ 冷却水を流す
　↓
❹ 冷却管Eの下端に純水 50mL 程度を入れた三角フラスコFを置き，先端を底まで浸す
　↓
❺ コックaを閉じ，フラスコAを強熱し，水蒸気を5分間程度通じる
　↓
❻ 火を遠ざけ（または火はそのままでコックaを開き）コックbを閉じると蒸留室内の水が逆流し，続いて三角フラスコの水が廃液管Bにたまるコックcを開き，廃液する
　↓
❼ この操作を2回行う

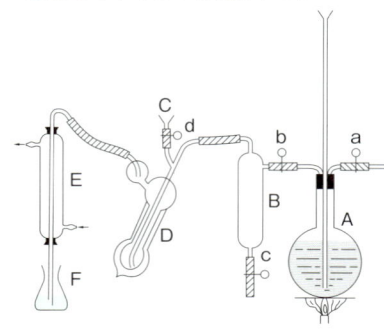

図4-7　Parnas-Wagner蒸留装置

☞コックの操作および順番を間違えると，突沸することがあるので注意する。

蒸　　留

❽ コックbを開き，フラスコAを弱火で加熱し始めた後，三角フラスコ（200mL）にメスシリンダーで4％ホウ酸溶液20mL，混合指示薬2〜3滴を蒸留装置の出口にセットする（F）

☞ ホウ酸溶液の温度が40℃を超えないように注意。45℃を超えるとホウ酸溶液によるアンモニアの捕捉率が低下する。

❾ コックdを開き，試料またはブランク試験溶液10mLをホールピペットで蒸留室に入れ，ごく少量の純水で漏斗を洗浄する

❿ 引き続き，30％水酸化ナトリウム溶液10mLをメスシリンダーで蒸留室に入れ，ごく少量の純水で漏斗を洗浄し，コックdを閉じる

☞ ❿は素早く行う。
水酸化ナトリウムを入れると，短時間でアンモニアが発生する。

⓫ 加熱蒸留する

⓬ 指示薬の色が赤紫色から緑色に変わった後，5分間以上蒸留する

⓭ 冷却管の先端を液面から離し1分間蒸留を続けた後，冷却管先端を純水で洗い，三角フラスコをとりはずす

⓮ ❹で用いた同じ三角フラスコに純水50mL程度を入れ冷却管の先端を底まで浸す

⓯ ❻と同様の操作を行い，装置内を洗浄する

実験3：滴　　定

⓰ ⓭の三角フラスコ内容物を0.05mol/L硫酸溶液で滴定する
指示薬が青色→青緑色→汚無色→桃色になった時点を滴定終点とする

☞ 濃度が正確にわかっている0.05mol/L硫酸溶液で滴定する。

◆計　　算

セミ・ミクロケルダール法

窒素量（g/100g）
$= 0.001401 \times (V_1 - V_2) \times F \times \dfrac{100}{10}^{**} \times \dfrac{100}{S}$

粗たんぱく質（g/100g）
= 窒素量（g/100g）× 6.25*

0.001401：0.05mol/L硫酸溶液1mLは窒素0.001401gに相当する
V_1：試料液蒸留後の0.05mol/L硫酸溶液滴定値（mL）
V_2：空蒸留後の0.05mol/L硫酸溶液滴定値（mL）
F：0.05mol/L硫酸溶液の力価
S：試料採取量（g）
＊：窒素-たんぱく質換算係数（表4-2参照）
＊＊：希釈倍率

課題

（1）ケルダール法以外のたんぱく質の定量法について調べてみよう。
（2）たんぱく質の多い食品をあげてみよう。
（3）たんぱく質の生理作用について説明しよう。

4. 脂　　質

1 脂質の定量

　日本食品標準成分表における脂質の定量法にはソックスレー抽出法（ジエチルエーテル抽出法），酸分解法，クロロホルム－メタノール混液抽出法，乳類については，公定法のレーゼゴットリーブ法が用いられている。ここでは主としてソックスレー抽出法について述べる。

（1）ソックスレー抽出法

　この方法は比較的脂質含有量が高く，組織成分と結合している脂質の少ない食品に適した方法である。乾燥した試料をエーテルで抽出し，抽出液からエーテルを追い出し残留した脂質を測定する。

準備する試料
- □ ポテトチップス，香辛料類（粉末），魚介類，肉類など

準備する試薬
- □ ジエチルエーテル（エーテル）：特級

☞ 沸点（34.6℃）が低く，引火性が強いので，取り扱いには細心の注意が必要（火気厳禁）。換気も十分に行う。

準備する器具
- □ 円筒ろ紙（サイズは抽出管の大きさによる）

準備する装置
- □ ソックスレー抽出装置（脂肪定量びん，抽出管，冷却管からなる）
- □ 電気恒温水槽　　□ 電気定温乾燥器

☞ 油脂は極性のないジエチルエーテルに抽出される。

基礎知識

ソックスレー抽出法で得られる物
　ソックスレー抽出法では，脂肪のほかに遊離脂肪酸・色素類・ロウ・アルカロイド・有機酸の一部なども抽出される。それらを「粗脂肪」または「エーテル抽出物」と呼ぶ。なお，食品の場合一般的に脂肪以外の含有成分はわずかである。

酸分解法について
　塩酸溶液とともに加熱し，でん粉やたんぱく質を加水分解して脂質を遊離させることで，溶媒抽出しやすくする定量法である。食品組織内に包含された脂質や，成分と結合した脂質の定量に用いる。

クロロホルム－メタノール混液抽出法について
　クロロホルムとメタノールの混液で脂質を抽出したものを石油エーテルで転溶させて定量する方法である。だいずや卵黄など，リン脂質を多く含む場合は，エーテル抽出では不十分であり，酸分解法ではリン脂質を分解してしまうため，この定量が用いられる。

レーゼゴットリーブ法について
　乳および乳製品（練乳，粉乳，クリームなど）に用いる脂質定量法の公定法。ISO（国際標準化機構）勧告，FAO（国連食糧農業機関）/WHO（世界保健機関）の国際検査法，AOACの公定分析法として採用されている。脂肪球を保護している脂肪球膜をアンモニアで破壊・分散させ，遊離した脂肪をアンモニア性アルコール溶液からジエチルエーテルおよび石油エーテルで抽出する。抽出溶液を留去した後，乾燥し抽出物の重量を量る。

❶ 脂肪定量びんの恒量を求める（W_0）

❷ 試料の精秤（W）：円筒ろ紙に精秤後，上部に脱脂綿を軽く詰める

❸ 乾燥する（電気定温乾燥機100～105℃，1～2時間）

ワンポイントアドバイス
定量値は試料中の水分量や試料の性状などにより影響を受けるので，前処理法は考慮する必要がある。

④ 円筒ろ紙を抽出管に入れる

☞ 円筒ろ紙に手の脂などをつけると定量値に影響する。

⑤ ①の脂肪定量びんにエーテルを 2/3 程度入れる

⑥ ④，⑤と冷却管をセット後，冷却水を流し，電気恒温水槽上で8～16時間抽出を行う

⑦ エーテルの回収
　⑦-1 抽出管中の円筒ろ紙をピンセットでとり出す
　⑦-2 抽出管を再度セットし，引き続き加温する（エーテルが抽出管にたまったら，回収びんに回収）
　⑦-3 抽出管にエーテルが落ちてこなくなるまで続ける
　⑦-4 抽出管を外し，エーテル臭がなくなるまで，電気恒温槽上で脂肪定量びんを横にして加温（または，細いガラス管で清浄空気を吹きつけ），エーテルを完全に除去する

☞ 油脂とジエチルエーテルの沸点の違いを利用してエーテルを揮発させる。冷却管部分で冷やされ，液体となったエーテルは抽出管に入り試料から脂質を抽出する。

⑧ 脂肪定量びんの外側をガーゼなどで拭く

⑨ 乾燥する（電気定温乾燥機100～105℃，1時間）

⑩ 放冷する（デシケーター中，1時間）

⑪ 秤量して恒量値を求める（W_1）

$$粗脂肪\%（g/100g）= \frac{(W_1 - W_0)}{W} \times 100$$

W_0：脂肪定量びんの恒量（g）
W_1：抽出後の脂肪定量びんの恒量*（g）
W ：試料採取量（g）

☞ 抽出後の定量びんの恒量*を求める場合は，2回目からの乾燥を30分とし，放冷・秤量する。これを重量が増加するまで繰り返し，増加する直前の秤量値を恒量とする。わずかに重量が増すのは，油脂の酸化による。

表4-3　代表的な食品の脂質定量法

食品名		試料採取量（g）	測定法	食品名		試料採取量（g）	測定法
穀 類	粉体	1～2	1	肉 類		3～5	2
	多水分試料	4～5	1	卵 類		2～5	3
いも・でん粉類	粉状	2～3	1	乳 類	乳および乳製品	1～5	4
	生(多水分)	4～5	1		チーズ	1～2	5
砂糖・甘味類		5～15	2	野菜類		3～5	1
菓子類		1～10	1・2	果実類		5～7	1・2
油脂類	液体,固体脂	5～10	*	きのこ類		3～7	1
	脂身	1～2	2	藻 類		3～7	1
種実類		1～3	1・2	し 好飲料類	飲料,浸出液	10～30	2
豆 類	だいずを除く	1～2	1		乳成分を含むもの	5～7	4
	だいず,きな粉,豆腐	2～5	3	調味料・香辛料		2～30	2など
	みそ,納豆	3～10	2	調理加工食品		2～7	**
魚介類		3～5	2				

測定法　1：酸分解法，2：ソックスレー抽出法，3：クロロホルム-メタノール混液抽出法，
　　　　4：レーゼゴットリーブ法，5：酸-アンモニア分解法
*　計算（100 - 水分 - 石油エーテル不溶分）
**　原則として主食材の試験方法

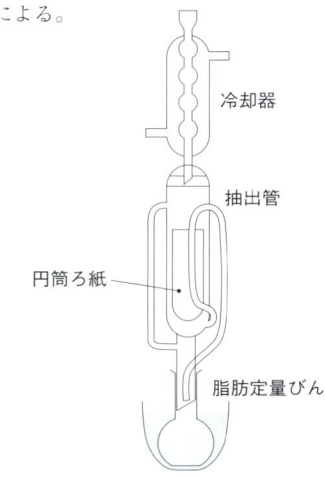

図4-8　ソックスレー抽出器

課題

（1）ポテトチップス等揚げ菓子中の脂質を定量してみよう。
（2）脂質の多い食品をあげてみよう。
（3）脂質の生理作用について説明しよう。

5. 炭水化物

1 糖質　アンスロン-硫酸法

　魚介類，肉類，卵類の食品に含まれる全糖について，アンスロン-硫酸法で発色させ，ブドウ糖換算から定量する。

※ 目　的
　食品（魚介類，肉類，卵類）に含まれる炭水化物の定量を目的として，食品に含まれる全糖をアンスロン-硫酸法で定量する。

準備する試料
□食品（魚介類，肉類，卵類）：必要部位をとり，包丁で細かく刻み，叩いて均一試料にする

準備する試薬
□5％および10％トリクロロ酢酸
□0.2％アンスロン溶液
　〔調製法〕アンスロン 200mg を 75％（v/v）硫酸で 100mL とする　　☞使用（実験）時に調製する。
　　　　　　　　　　　　　　　　　　　　　　　　　　　　　　　　　☞アンスロン溶液調製時の硫酸の取り扱いに注意すること。

準備する器具
□遠心管　　□共栓つき試験管（小）　□ウォーターバス
□漏斗　　　□ろ紙　　　　　　　　　□電子天秤

準備する装置
□ホモジナイザー　□分光光度計　□遠心分離機

📖 基礎知識

アンスロン-硫酸法とは

　アンスロン-硫酸法は，試料をトリクロロ酢酸で処理することで，たんぱく質を変性させ，炭水化物を抽出し，抽出液中の全糖をアンスロンとの反応で呈色させている。グルコースを基準物質とし，この検量線を用いて試料中の全糖を定量する。

食品の全糖定量

実験1：試料の調製

❶ 食品5gを電子天秤で量り，ホモジナイザーのカップにとる

❷ 冷却10％トリクロロ酢酸溶液を試料の2倍量加える

❸ ホモジナイズ（10,000rpm，3分間）し，遠心管に移す

❹ ホモジナイザーのカップおよび刃を5％トリクロロ酢酸溶液20mLで洗浄し，遠心管に集める

❺ 遠心分離（2,000rpm，5分間）する

❻ 沈殿物と上澄液を得る

❼ 沈殿物に，4倍量の5％トリクロロ酢酸を加え，遠心分離（2,000rpm，5分間）する
（この操作を2回繰り返す）

❽ 遠心分離で得られた上澄液を集め，200mL定容とする

❾ ろ過し，ろ液を測定用試料溶液とする

実験2：定量実験

❶ アンスロン溶液10mLを共栓つき試験管にとり，十分に冷却する

❷ 試料溶液1mLを静かに注ぎ，直ちに激しく振り混ぜる

❸ 沸騰水浴中で10分間加熱後，冷水で冷却する

❹ 波長620nmでの吸光度を測定する

❺ ブドウ糖（0.02～0.08mg）について同様の操作（①～④）を行い，xをブドウ糖濃度，yを吸光度とし，検量線（$y = ax$）を作成する

❻ 検量線を用い，食品の全糖を算出する

$$\text{全糖含量（g/100g）} = \frac{A \times V \times C}{1(\text{mL}) \times W \times 1,000} \times 100$$

A：検量線より求めた試料溶液中のブドウ糖濃度（mg/mL）
V：定容量（mL）
C：希釈倍率
W：試料採取量（g）

> **ワンポイントアドバイス**
> この操作で発熱しないように，共栓試験管は十分に冷却しておく

課題

（1）食品（魚介類，肉類，卵類）の炭水化物（g/食品100g）を全糖定量から求めよう。

2 糖質　計算による方法

　食品全般（魚介類，肉類，卵類を除く）については，計算による炭水化物算出法にて求めることができる。炭水化物は構成糖数の相違から単糖・少糖・多糖に分類され，消化性の相違から糖質と食物繊維に分類される。食品には多種多様の炭水化物があるため，炭水化物として正確に定量することは困難である。そのため，炭水化物は，水分，たんぱく質，脂質，灰分の合計（g）を100gから減じた「差し引きによる炭水化物」量として算出される。また，硝酸イオン，アルコール分（エタノール），酢酸，タンニン，カフェイン，テオブロミンを含む食品はこれらも差し引く（表4-4）。

◆計　算

　　炭水化物（g）＝ 100 －（水分＋たんぱく質＋脂質＋灰分）

表4-4　6成分の試料調製法

成　分	試料調製法	測　定　法
硝酸イオン	水で加温抽出	高速液体クロマトグラフ法，またはイオンクロマトグラフ法
アルコール分		浮秤法，またはガスクロマトグラフ法
酢酸		直接滴定法，または滴定法（水蒸気蒸留）
タンニン	熱水抽出法	酒石酸鉄吸光光度法，またはフォーリン・デニス法
カフェイン	有機溶媒抽出	高速液体クロマトグラフ法
テオブロミン	石油エーテル抽出	高速液体クロマトグラフ法

（参考：五訂増補日本食品標準成分表2006）

3 食物繊維の定量

　食品を消化酵素で処理し，エタノールで不溶化して得られた非消化性成分から食物繊維を定量する。この非消化性成分には非消化性たんぱく質，酵素由来たんぱく質，無機塩類が含まれるため，非消化性成分中のたんぱく質と灰分を別途に定量し，補正する。

❋ 目　的
　食品中の食物繊維（水溶性食物繊維，不溶性食物繊維）を，プロスキー変法（酵素・重量法）により定量する。

準備する試薬
- □78％エタノール
  〔調製法〕　95％エタノール800mLに水200mLを加える
- □98％エタノール　　　　　　　　　□アセトン
- □リン酸緩衝液：0.08mol/L，pH6.0
- □耐熱性α-アミラーゼ：Novo社製，termamy1 No. 120 L
- □プロテアーゼ
  〔調製法〕　Sigma社製P-3910またはP-5380をリン酸緩衝液に溶かし50mg/mL濃度とする
- □アミログルコシダーゼ：Sigma社製A-9913　　□0.275mol/L 水酸化ナトリウム溶液
- □0.375mol/L 塩酸溶液　　　　　　□ケイソウ土

準備する器具
- □ルツボ型ガラスろ過器：Pyrex2G-2。購入後，525℃で1時間加熱し，十分に水洗して風乾しておく。使用前にケイソウ土1.1gを入れ，水，78％エタノールで順次洗浄し均一なケイソウ土層を形成させ，130℃で1時間加熱後，デシケーター中で放冷する。恒量を0.1mgまで求め，使用するまでデシケーター中で保管する
- □ろ過装置：吸引びんで構成され，ルツボ型ガラスろ過器が装着できるもの
- □トールビーカー（500mL）　　□デシケーター　　□電子天秤

準備する装置
- □恒温水槽　　□電気マッフル炉（525±25℃に調整できるもの）

📖 基礎知識

プロスキー変法について
　食物繊維は，ヒトの消化酵素で消化されない食品中の難消化性成分の総体と定義されている。プロスキー変法は，ヒトの消化系に類似した条件で食品中のでん粉やたんぱく質を酵素分解処理し，非消化成分と消化成分と分別し，非消化成分の重量を測って食物繊維量とする。ここでは，非消化成分（難消化性成分）が約80％エタノールに不溶であり，一方，消化成分が逆に可溶であることを用いている。この測定法は，含窒素化合物の中に占めるたんぱく質の割合が比較的大きい食品に適しており，食品成分表で最も広く広範囲の食品に適用されている。しかし，野菜類（えだまめ，そらまめ未熟豆，らっかせい未熟豆などたんぱく質含量の高いものを除く），きのこ類，藻類とそれらの加工品は，非消化性成分中の灰分のみを別途に定量して補正している。

実験1：試料の調製

❶ 穀類，豆類（だいずを除く）をそのまま均一に粉砕し，500μmのふるいを通す

❷ 粉砕した試料を電子天秤で約1g精秤する（W_1，W_2）

❸ それぞれを，トールビーカーに入れる

実験2：酵素処理

❶ リン酸緩衝液 50mL と耐熱性α-アミラーゼ 0.1mL をそれぞれトールビーカーに加える

❷ アルミニウム箔で覆い，沸騰水浴中に入れ，トールビーカー内の液温が95℃になってから15～30分間放置する
この間5分毎にかき混ぜる

❸ 室温に冷却後，水酸化ナトリウム溶液約10mL を加えて，pH7.5±0.1に調整する

❹ プロテアーゼ溶液 0.1mL を加え，アルミニウム箔で覆い，60℃の水浴中で振り混ぜながら30分間反応させる

❺ 室温に冷却後，塩酸溶液約10mL を加えて，pH4.3±0.3に調整する

❻ アミログルコシダーゼ溶液 0.1mL を加え，アルミニウム箔で覆い，60℃の水浴中で振り混ぜながら30分間反応させる

実験3：ろ過

❶ ルツボ型ガラスろ過器に吸引しながら酵素処理液を流し込み，残渣（不溶性食物繊維画分）とろ液（水溶性食物繊維画分）に分ける

❷ トールビーカーの内壁とろ過器上の残渣を少量の水（約10mL）で洗浄し，洗液はろ液に合わせる

実験4：水溶性食物繊維画分の定量

❶ ろ液に4倍容量の95%エタノールをあらかじめ60℃に加温してから加え，室温で正確に60分間静置して水溶性食物繊維を沈殿させる

❷ ろ過操作で，残渣とろ液に分ける

❸ ガラスろ過器上に捕集された残渣を78%エタノール 20mL で3回，95%エタノール 10mL で2回，アセトン 10mL で2回順次洗浄する

❹ ろ過器ごと105±5℃で一夜乾燥し，デシケーター中で放冷後，0.1mgまで測り，非消化性たんぱく質測定用（R_1），灰分測定用（R_2）とする

ワンポイントアドバイス

1点は最後に非消化性タンパク質含量を測定するのに使い，もう1点は灰分を測定するのに使う。

☞この方法は広く食品に用いられるが，野菜類，きのこ類，藻類とそれらの加工品は，非消化成分中の灰分を定量し，補正が必要である。

☞実験3参照。

実験5：不溶性食物繊維画分の定量

❶ 実験3①の残渣を95%エタノール 10mL で2回，アセトン 10mL で2回順次洗浄する

❷ ろ過器ごと105±5℃で一夜乾燥し，デシケーター中で放冷後，0.1mg まで測り，非消化性たんぱく質測定用（R_3），灰分測定用（R_4）とする

実験6：残渣中のたんぱく質の定量

❶ R_1とR_3中の残渣をケイソウ土とともにかきとり，ケルダール法によって残渣中の窒素含量を求める

❷ 得られた窒素含量に6.25を乗じて，たんぱく質量とする（P_1とP_2）

実験7：残渣中の灰分の定量

❶ R_2とR_4中の残渣をガラスろ過器ごと525±5℃で5時間灰化処理する

❷ デシケーター中で放冷後，0.1mg まで測って残渣中の灰分を得る（A_1とA_2）

実験8：ブランク試験

❶ 試料の含まない系で同様に処理し，以下のブランク試験値を得る

水溶性食物繊維相当ブランク試験
  残渣 R_{B1}とR_{B2}（g）
  残渣R_{B1}中のたんぱく質 P_{B1}（g）
  残渣R_{B2}中の灰分 A_{B1}（g）

不溶性食物繊維相当ブランク試験
  残渣 R_{B3}とR_{B4}（g）
  残渣R_{B3}中のたんぱく質 P_{B2}（g）
  残渣R_{B4}中の灰分 A_{B2}（g）

◆計　算

$$\text{水溶性食物繊維含量（g/100g）} = \frac{\frac{R_1+R_2}{2}\left\{1-\left(\frac{P_1}{R_1}+\frac{A_1}{R_2}\right)\right\}-B_s}{\frac{W_1+W_2}{2}} \times 100$$

$$B_s（g）= \frac{R_{B1}+R_{B2}}{2}\left\{1-\left(\frac{P_{B1}}{R_{B1}}+\frac{A_{B1}}{R_{B2}}\right)\right\}$$

$$\text{不溶性食物繊維含量（g/100g）} = \frac{\frac{R_3+R_4}{2}\left\{1-\left(\frac{P_2}{R_3}+\frac{A_2}{R_4}\right)\right\}-B_1}{\frac{W_1+W_2}{2}} \times 100$$

$$B_1（g）= \frac{R_{B3}+R_{B4}}{2}\left\{1-\left(\frac{P_{B2}}{R_{B3}}+\frac{A_{B2}}{R_{B4}}\right)\right\}$$

W_1, W_2：試料採取量（g） A_1：残渣中の灰分（g） P_2：残渣中のたんぱく質（g）
R_1, R_2：水溶性食物繊維残渣（g） R_3, R_4：不溶性食物繊維残渣（g） A_2：残渣中の灰分（g）
P_1：残渣中のたんぱく質（g）

課題

（1）食品の食物繊維（g／食品100g）を定量し，日本食品標準成分表と数値を比較してみよう。

6．灰分と無機質

1 灰　　分

　灰分とは，食品中の有機物を燃焼あるいは完全酸化したときに残留する無機残渣のことをいう。食品中に含まれる無機質の総量と考えられている。しかし，鉄，セレン，鉛，水銀，塩素などの元素の一部は揮散の可能性があること，また，アルカリ金属元素などは二酸化炭素を吸収して炭酸塩を形成し無機質は過大となることなどから粗灰分ということになる。一般には550～600℃で灰化させたときの無機残渣の重量を灰分とする。灰分測定値は試料中の成分分布の把握や炭水化物の差し引き計算に利用される。ここでは，直接灰化法について述べる。

直接灰化法

準備する試料
□すべての食品が対象となる。試料の均質化を図るため，食品群別の試料前処理法（pp.94～96参照）に準じて均質化したものを灰分測定用試料とする

準備する器具
□磁製蒸発皿：外径80mmのものまたは外径45～53mmの磁製ルツボ
□分析天秤：0.1mgまで秤量できるもの　　□デシケーター

準備する装置
□電気マッフル炉

1. 灰化容器を550℃（試料の灰化温度と同じ温度）で数時間加熱する
2. 電気炉の扉を少し開けて30分間放冷する
3. 秤量する（0.1mgまで秤量）
　①～③の操作を恒量が得られるまで繰り返す
4. 試料を秤取する（0.1mgまで秤取）
5. 電気マッフル炉中，250℃で煙が出なくなるまで予備灰化を行う
6. 電気マッフル炉中，550℃で5時間～一夜灰化を行う
7. 電気炉の扉を少し開けて200℃近くまで冷却したら，灰化容器をデシケーターに移し30分間放冷する
8. ⑥～⑧の操作を恒量が得られるまで繰り返す
9. 灰分含量を計算する

$$灰分含量（g/100g試料）= \frac{W_2 - W_0}{W_1 - W_0} \times 100$$

W_0：灰化容器の恒量値（g）
W_1：（灰化容器 ＋ 秤取試料）の重量（g）
W_2：（灰化容器 ＋ 秤取試料）灰化後の恒量値（g）

ワンポイントアドバイス

多水分でかさばる試料の場合は，細断した後，予備乾燥を行って灰化する。予備乾燥前後の試料の減量比から分析結果の修正を行うこと。

☞200℃近くまで冷却したら，灰化容器をデシケータに移す。
☞恒量：常圧加熱乾燥法の直接法の項p.98を参照。
☞250℃で煙が出なくなるまで2～3時間加熱する。550℃の電気マッフル炉にそのまま入れると試料が激しく燃焼し，灰の一部が灰化容器の外にあふれ出たり，飛散する場合があるのであらかじめ550℃より低い温度で加熱する。
☞完全灰化が行われていても，灰の色は，鉄を多く含む食品の場合は褐色，マンガンや銅を多く含む食品の場合は青緑色を示すので，恒量に達したら完全灰化が行われたと考える。灰化後に炭塊が残る場合は，水で灰を湿らせて炭塊をガラス棒で突き砕き，乾燥器で乾燥した後再び灰化を行う。さらに，炭塊が残る場合は，熱水で灰を洗ってろ過する。残渣（ろ紙ごと），ろ液，器具洗液を灰化容器に移し，乾燥器で乾燥後550℃で灰化を行う。

2 乾式灰化による無機成分測定用試料溶液の調製

食品中の無機成分を測定するには，まず試料中の有機物を灰化して無機成分だけにしなければならない。灰化法には乾式灰化法あるいは湿式分解法がある。どちらも食品全般に用いることができる。ここでは，乾式灰化法による無機成分測定用試料溶液の調製法について述べる。

準備する試料
- すべての食品が対象となる。試料の均質化を図るため，食品群別の試料前処理法（pp.94〜96参照）に準じて均質化したものを無機成分測定用試料とする

準備する試薬
- 20％塩酸：原子吸光分析用または精密分析用20％塩酸
- 1％塩酸：原子吸光分析用または精密分析用20％塩酸を純水で20倍に希釈する

準備する器具
- 磁製蒸発皿：外径80mmのものまたは外径45〜53mmの磁製ルツボ
- ホットプレートまたはウォーターバス
- ガラス棒
- 駒込ピペット
- 時計皿
- メスフラスコ（100mL）
- ろ紙（定量用）
- 漏斗

準備する装置
- 電気マッフル炉

1. 灰化容器
2. 磁製容器に均質化試料5〜10gを秤取する
3. 予備灰化する
4. 本灰化する（電気マッフル炉中，550℃で5時間〜一夜灰化）
5. 灰を溶解する
6. 蒸発乾固：ホットプレート上またはウォーターバス上で緩やかに加熱して灰を溶解する（かき混ぜ用にガラス棒を入れておくとよい）
7. 塩酸抽出：1％塩酸10mLを駒込ピペットで加えてホットプレート上またはウォーターバス上で10分間加熱する（ときどきかき混ぜる）
8. メスフラスコにろ過して，磁製容器，ガラス棒，ろ紙および漏斗を1％塩酸で洗浄する
9. 1％塩酸で定容（100mLメスフラスコ）する
10. 1％塩酸灰化試料溶液とする

☞ 多水分含量の試料の場合は電気定温乾燥器で予備乾燥する。

☞ 電気マッフル炉中，250℃で煙が出なくなるまで予備灰化を行う。550℃の電気マッフル炉にそのまま入れると試料が激しく燃焼し，灰の一部が灰化容器の外にあふれ出たり，灰の一部が飛散する場合があるのであらかじめ550℃より低い温度で加熱する。

☞ 灰化容器の壁面に沿って灰を少量の水で湿らし，20％塩酸5mLを駒込ピペットを用いて加える。20％塩酸を加えると，試料によっては炭酸ガスの発生により激しく発泡して飛沫が飛び散り測定値の誤差要因となる。様子を観察しながら少しずつ加える。発泡する場合は，飛沫が外部に飛び散らないように時計皿で容器を覆う。時計皿に付着した飛沫は洗浄びんで容器に洗いこむ。

☞ 海砂を敷き詰めてその中に磁製容器の底部を埋没させると加熱効率が上がる。

ワンポイントアドバイス
調製した1％塩酸灰化試料溶液はプラスチックびんに移し替えて保存するのがよい。

課題
（1）乾式灰化法と湿式灰化法のそれぞれの特徴について調べてみよう。

3 過マンガン酸カリウム滴定法によるカルシウムの定量

　五訂増補日本食品標準成分表のカルシウムの定量は，原子吸光法によっているが，塩分濃度の高い試料については，過マンガン酸カリウム滴定法を用いる。

✳ 目　的
　カルシウムイオンはpH5.6以上でシュウ酸イオンと反応して難溶性のシュウ酸カルシウムの沈殿を生成させる。この沈殿をろ過分離した後，硫酸に溶解する。硫酸溶液中にはシュウ酸カルシウムから遊離したシュウ酸イオンが存在するので，これを過マンガン酸カリウム標準溶液で滴定し，滴定値からカルシウム量を求める。

準備する試料
□すべての食品が対象となる。前項（p.115参照）に従って調製したものを試料溶液として用いる。
　0.004mol/L過マンガン酸カリウム標準溶液の滴定値1mLは0.4mgのカルシウムに相当することを考慮して，試料採取量，塩酸灰化試料溶液の全容量を決める。

準備する試薬
□メチルレッド指示薬
　〔調製法〕　メチルレッド0.1gを95%エタノール100mLに溶解する　　☞酸性で赤，アルカリ性で黄になる。
□3%シュウ酸アンモニウム溶液
　〔調製法〕　① シュウ酸アンモニウム一水和物30gを水1Lに溶解する
　　　　　　② 一夜以上放置し，沈殿が生じた場合はろ紙でろ過する
□尿素：結晶をそのまま用いる
□希アンモニア水
　〔調製法〕　濃アンモニア水（約16mol/L）を水で50倍に希釈する　　☞濃アンモニア水の強い刺激臭を避けるためにドラフト中で希釈を行うこと。
□希硫酸
　〔調製法〕　濃硫酸を水で25倍に希釈する　　☞濃硫酸を水に，かきまぜながら加えること。
□0.004mol/L過マンガン酸カリウム標準溶液：市販の0.04mol/Lの標準溶液を水で10倍に希釈して用いる
　〔調製法〕　第1章p.10参照　　☞薄くなるほど分解しやすくなるので，用時に希釈する。

準備する器具
□コニカルビーカー（200～300mL）　　　□ホールピペット（20mL）
□時計皿　　　　　　　　　　　　　　　□吸引ろ過鐘
□ガラスフィルター（G-4）あるいは桐山漏斗　□ろ紙：保留粒子サイズ5μ以下
□ビュレット　　　　　　　　　　　　　□ホットプレートあるいはガスバーナー
□温度計

基礎知識

過マンガン酸カリウム滴定法によるカルシウムの定量における反応式

$$Ca^{2+} + \begin{array}{c} COO^- \\ | \\ COO^- \end{array} \longrightarrow \begin{array}{c} COO \\ \\ COO \end{array}\!\!\!\!\!\!\Big\rangle Ca \quad (1)$$

$$\begin{array}{c} COO \\ \\ COO \end{array}\!\!\!\!\!\!\Big\rangle Ca + H_2SO_4 \longrightarrow \begin{array}{c} COOH \\ | \\ COOH \end{array} + CaSO_4 \quad (2)$$

$$5 \begin{array}{c} COOH \\ | \\ COOH \end{array} + 2KMnO_4 + 3H_2SO_4 \longrightarrow 2MnSO_4 + K_2SO_4 + 10CO_2 + 8H_2O \quad (3)$$

式（1）は試料液にシュウ酸アンモニウム溶液を加えてシュウ酸カルシウムの結晶を生成させる反応。
式（2）は生成したシュウ酸カルシウムの結晶を硫酸溶液で溶解させる反応。
式（3）は，式（2）で硫酸溶液の溶解液中にあるシュウ酸を過マンガン酸カリウム標準液で滴定するときの反応。この式（3）から過マンガン酸カリウム2分子が5分子のシュウ酸に対応，すなわち，2.5分子のシュウ酸に対応する。2.5分子のシュウ酸に対応するということは式（1）から過マンガン酸カリウム1分子はカルシウム2.5原子に対応することになる。

原子吸光法について

原　理：試料溶液中の定量目的元素を，フレーム法で空気－アセチレンフレームによって原子化させるか，あるいは，フレームレス法で試料溶液または固形試料を電気的に加熱（1,000〜3,000℃）して原子化させる。原子化されて気相中にある原子蒸気に特定の波長の光を通すと，基底状態の原子が光を吸収して励起される。この光を吸収する性質を利用して金属イオンを定量するのが原子吸光法である。この吸収の度合いは溶液についての吸光光度法の場合と同様にLambert-Beerの法則が適用できる。

特　徴：試料中の共存他元素の影響を受けにくく，しかも感度が高く，ppbからppmレベルでの多くの金属イオンを定量することができる。試料が溶液であれば，多くの場合，前処理が不要である。定量目的元素ごとに専用の光源ランプが必要である等の特徴がある。

❶ 灰化試料溶液（カルシウム1〜12mg）の一定量をとる

❷ シュウ酸カルシウムの結晶の生成
- メチルレッド指示薬数滴を加える
- 3%シュウ酸アンモニウム溶液10mLをメスシリンダーで加える
- 尿素2〜5gを加え水で全容を100mLとして振り混ぜて溶かす
- 時計皿でおおってゆるやかに加熱する（ホットプレート上）
- メチルレッドの赤色が橙黄色（pH ≒ 5.6）になった時点で加熱を止め放冷する

❸ 結晶の熟成
- 2時間以上放置する（シュウ酸カルシウムの結晶が析出）

❹ 吸引ろ過
- 上澄をガラスろ過器（G-4タイプのろ過器に相当）あるいは桐山漏斗で吸引ろ過する

❺ 結晶の洗浄
- 希アンモニア水10mLで3，4回ガラスろ過器あるいは桐山漏斗を洗浄する

☞ メチルレッド指示薬：酸性で赤，アルカリ性で黄。

☞ 尿素（CO(NH$_2$)$_2$）：酸性下で加水分解 → 徐々にアンモニアとCO$_2$生成。このアンモニアが徐々に塩酸を中和し，連続的にpHを上昇→シュウ酸カルシウムの結晶が析出

☞ 尿素の分解で徐々に生じるアンモニアで塩酸を徐々に中和することによって大きなシュウ酸カルシウムの結晶が析出する。結晶のろ過による損失が防げる。

☞ シュウ酸カルシウムの結晶をできるだけビーカーに残すようにする。この方法を傾斜法（デカンテーション）という。

☞ 希アンモニア水で洗浄することによって結晶の溶解による損失の防止と，結晶に包含される不純物の除去を行う。

❻ 結晶の溶解
┬─ ろ過液，洗浄ろ液の入ったビーカーと結晶を生成させたと
│ きのコニカルビーカーを入れ換え，熱希硫酸（70〜80℃）
│ を駒込ピペットで5mL×5回でろ過器あるいは桐山漏斗
▼ 上の結晶を完全に溶かして下のコニカルビーカーに受ける

❼ 滴　定
┬─ 溶かした溶液を60〜80℃に加温する（ホットプレートま
│ たはガスバーナー上，ビーカーに温度計を入れておくこと）
│ 0.004mol/L 過マンガン酸カリウム標準溶液で滴定し，微
▼ 紅色が15〜30秒間持続する点を滴定終了とする

❽ カルシウム濃度を計算する

カルシウム（mg/100g 試料）
$= 40.08 \times 0.004 \times F \times t \times \frac{5}{2} \times D \times \frac{100}{S}$

40.08：カルシウムの原子量
0.004：過マンガン酸カリウム溶液のmol濃度
　　F：0.004mol/L 過マンガン酸カリウム溶液の力価
　　t：0.004mol/L 過マンガン酸カリウム溶液の滴定値（mL）
　$\frac{5}{2}$：過マンガン酸カリウム1molはカルシウムの2.5molに対応する。

したがって，滴定に用いた過マンガン酸カリウム溶液のmol濃度 0.004を2.5倍（すなわち$\frac{5}{2}$倍）する。p.117の基礎知識の「反応式」および「反応式の説明」を参照。
　　D：希釈倍率
　　　　$D = \frac{V_T}{V_S}$
　　　ここで，
　　　　V_T：試料溶液の全量（mL）
　　　　V_S：検液採取量（mL）
　　S：試料採取量（g）
　$\frac{100}{S}$：試料100g当たりのカルシウム量を求めるためのもの

☞ 80℃を超えると，過マンガン酸カリウム（KMnO₄）が自己分解して二酸化マンガン（MnO）を沈殿。MnOはKMnO₄の分解触媒。

☞ 60℃近くに下がったら加温する。滴定の始めはKMnO₄の紅紫がなかなか脱色しない。すなわち，反応が始まるのに少し時間がかかるが，一度脱色するとその後は速やかに反応が進行する。

ワンポイントアドバイス

（1）尿素を溶解させただけでシュウ酸カルシウムの結晶が生成するときは試料液中のカルシウム濃度が高すぎるので希釈する。
（2）桐山漏斗にろ紙を置くときは，ろ過板との密着をよくするため水でろ紙を濡らせてガラス棒で押さえて密着させるとよい。
（3）熱希硫酸を駒込ピペットでとるときは，2，3度硫酸容器中で硫酸の出し入れを行ってから結晶の溶解を行うこと。場合によっては，駒込ピペット中の上部空間の空気が熱硫酸の熱で膨張して，ゴム球を押さなくても液が出る恐れがある。

課　題

（1）1％塩酸灰化試料溶液に尿素を加えて，尿素の分解生成物であるアンモニアで塩酸を中和するが，中和に必要な尿素の理論量はいくらになるか計算してみよう。
（2）シュウ酸カルシウム結晶生成操作において，メチルレッド指示薬が橙赤色（pH5.6）になった時点で加熱を止めるのはなぜか考えてみよう。
（3）カルシウムの多い食品をあげてみよう。
（4）カルシウムの生理作用について説明しよう。

4 リンの定量

　リンの定量には一般にモリブデンブルー吸光光度法やバナドモリブデン酸吸光光度法が用いられるが，ここではケイ酸やヒ酸の妨害が少なく，日本食品標準成分表にも用いられている後者の方法について述べる。

バナドモリブデン酸吸光光度法

　リン酸溶液にモリブデン酸とメタバナジン酸の溶液（バナドモリブデン酸試薬）を加えて黄色のリンバナドモリブデン酸塩を生成する。これはリンの濃度に比例するので，410nm の吸光度を測定しリンの量を求める。

準備する試料
- □ とりささ身

準備する試薬
- □ バナドモリブデン酸試薬
  - 〔調製法〕
    ① モリブデン酸アンモニウム四水和物 27g を熱水 200mL に溶解し，冷却する
    ② メタバナジン酸アンモニウム 1.12g を熱水 125mL に溶解した後冷却し，硝酸 250mL を徐々に加えて混合する
    ③ ②に①を混ぜながら加えていき，冷却後純水で 1L に定容する
- □ リン標準溶液
  - 〔調製法〕
    ① 特級リン酸二水素一カリウムを105℃で2時間乾燥させた後，デシケーターで室温に戻したものを，0.4394g 正確に秤取し，1％塩酸溶液（純水でもよい）でメスフラスコ（100mL）に定容する
    ② ホールピペットで 10mL とり1％塩酸溶液でメスフラスコ（100mL）に定容し 100ppm 溶液とする
- □ 1％塩酸溶液
  - 〔調製法〕 精密分析用塩酸を超純水で希釈して用いる　　☞プラスチック容器に保存する。

準備する器具
- □ メスフラスコ（50mL）　　□ ホールピペットなど

準備する装置
- □ 分光光度計

❶ 試料の灰化処理を行う（無機成分測定用試料溶液はp.115参照）

❷ 1％塩酸で適宜希釈する

❸ 1％塩酸溶液に溶解した試料溶液 1～5mL（リンの量は0.01～0.2mg）をピペットで正確にメスフラスコに採取する

❹ 2％水酸化ナトリウム溶液で中和する

❺ 純水30mLを加えて混合する

❻ バナドモリブデン酸試薬10mLを加える

❼ 純水で50mLの標線に合わせ，栓をしてゆっくり転倒混和する（数回）

❽ 30分間放置し，十分に発色させる

❾ 100ppmのリン酸標準溶液 0, 2, 4, 6, 8, 10mL をメスピペットでとり，それぞれメスフラスコに入れる
その後は，④～⑧の操作を行い，試料溶液と同じように発色させる

❿ 標準溶液のリン濃度ゼロのもので分光光度計のゼロ合わせを行い，波長410nmでの吸光度を測定する

⓫ 検量線から試料溶液のリン量を算出する

$$リン(mg/100g) = A \times D \times \frac{1}{1,000} \times \frac{100}{S}$$

A：検量線から求めたリンの量（μg/mL）
D：希釈倍率 $\left(\dfrac{灰化試料溶液量}{発色に使った試料量}\right)$
$\dfrac{1}{1,000}$：μg を mg にする
$\dfrac{100}{S}$：試料100gあたりにする

> **ワンポイントアドバイス**
> モリブデンブルー法は試料にヒ素やケイ酸含有量が少ない場合，再現性に優れた精度の高い方法である。

☞ あらかじめ必要な水酸化ナトリウム溶液量を調べておくとよい。

☞ 発色には10分以上を要する。

☞ 発色後5時間以内に測定する。

☞ 検量線の横軸は mL ではなくリン量の μg とする。

課題

（1）人体内におけるリンの働きについて調べてみよう。
（2）リンを多く含む食品と，その食品中のカルシウムとの割合について調べてみよう。
（3）リンの生理作用について説明しよう。

5 鉄の定量

　五訂増補日本食品標準成分表の鉄の定量は，原子吸光法になっているが，塩分濃度の高い試料については，1,10-フェナントロリン法を用いる。
　原子吸光法または1,10-フェナントロリン法を用いて食品中の鉄の定量を行う。

（1）原子吸光法

　1％塩酸試験溶液を原子吸光分光光度計のネブライザーで吸入噴霧し，アセチレンと空気によるフレームに導入または1％塩酸試験溶液をグラファイト炉に直接注入し，鉄を原子化させ，波長248.3nmの吸光度を測定する。

準備する試料
- レバー（ルツボに量り，ある程度乾燥した後乾式灰化する）

準備する試薬
- 1％塩酸溶液・鉄標準溶液

　〔調製法〕　市販の原子吸光用鉄標準溶液1,000ppmまたは硫酸鉄（Ⅱ）アンモニウム六水和物を7.022g正確に秤取し，1％塩酸で1,000mLのメスフラスコに定容する

準備する器具
- フレームまたはフレームレス原子吸光分光光度計　　□鉄用ホローカソードランプ，その他

❶ 標準溶液を適宜希釈した後原子吸光分光光度計の操作手順にしたがって測定し，検量線を作成する

❷ 試料溶液を検量線の濃度範囲まで1％塩酸溶液で希釈し（D倍），測定する

❸ ②で得られた濃度から計算により鉄量を求める

$$鉄含量（mg/100g）= \frac{A \times V \times D}{W \times 1,000} \times 100$$

　A：検量線から求めた測定用試験溶液中の鉄濃度（μg/mL）
　V：試験溶液量（mL）
　D：希釈倍率
　W：試料採取量（g）

(2) 1,10-フェナントロリン比色法

🌊 準備する試料
- □ 原子吸光法と同じ

🧴 準備する試薬
- □ 0.5% 1,10-フェナントロリン水溶液
  - 〔調製法〕1,10-フェナントロリン塩酸塩一水和物 0.5g を 100mL の純水に溶解しプラスチックびんに入れ遮光して冷暗所に保存する
- □ 20% クエン酸三ナトリウム溶液
  - 〔調製法〕クエン酸三ナトリウム二水和物 40g を純水 160mL に溶解し，テフロンまたはプラスチックびんに入れ，冷暗所に保存する
- □ BPB 指示薬
  - 〔調製法〕ブロムフェノールブルー 0.05g を乳鉢に入れ，0.05mol/L 水酸化ナトリウム溶液 1.5mL を加え，すり混ぜて溶解し，純水 120mL を加えて溶解しプラスチックびんに保存する（実験前に滴びんに移す）
- □ 1% L-アスコルビン酸水溶液
  - 〔調製法〕実験直前に L-アスコルビン酸 1g を純水 100mL に溶解する．または 1% ヒドロキノン溶液を使用直前に調製して用いる
- □ 鉄標準溶液
  - 〔調製法〕鉄標準溶液 1,000ppm を 1% 塩酸溶液でさらに 100 倍に希釈し 10ppm 溶液を調製する

🧪 準備する器具
- □ メスフラスコ（25mL）：褐色が望ましい □ 三角フラスコ（100mL） □ ホールピペット
- □ メスピペット，その他

🔬 準備する装置
- □ 分光光度計

📖 **基礎知識**

鉄（Ⅱ）1 原子は，1,10-フェナントロリン 3 分子と結合し，深紅色の錯体を生成する．Ⅲ価の鉄は深紅色にならないため，アスコルビン酸等でⅡ価に還元しておく．

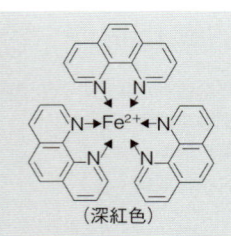

（深紅色）

❶ 1％塩酸溶液に溶解した無機成分測定用試料溶液（p.115参照）10mLをホールピペットで100mL三角フラスコにとり，BPB指示薬を数滴加えた（黄色となる）後，20％クエン酸ナトリウム溶液でくすんだ青緑色になるまで滴定し，滴下量を記録しておく（XmL）

❷ メスフラスコに試料の塩酸溶液（鉄として0.2mg以下）10mLをホールピペットでとり，1％L-アスコルビン酸溶液1mLを加えよく混合し，15分間放置する

❸ 0.5％ 1,10-フェナントロリン溶液2mLを加えて混合する
①で求めたクエン酸ナトリウム溶液XmLを加えて振り混ぜ，標線まで純水を加える

❹ 室温に1時間放置後，波長510nmでの吸光度を測定する

❺ 10ppmの鉄標準溶液から，0，1，2，5，10，15mLなど順次三角フラスコとメスフラスコにとり，①～④の方法で発色させて，吸光度を測定し検量線を作成する（試料と同時に作成する）

❻ 検量線から試料の鉄濃度を求める

$$鉄（mg/100g）= A \times \frac{V}{v} \times \frac{100}{S}$$

A：検量線から求めた発色液全量中の鉄（mg）
V：灰化試料溶液の全量（mL）
v：灰化試料溶液の分取量（発色に用いた量，mL）
S：試料秤取量（g）

ワンポイントアドバイス

pH3～7の範囲ならばクエン酸存在下でも安定した発色をするが，pH3.5付近で測定するとほかの金属の干渉を抑制できる。

☞試料抽出液と標準溶液の酸濃度は同一が望ましい。
☞メスフラスコにBPBは加えないこと。
☞還元剤にはヒドロキノン溶液を用いてもよい。

課題

（1）レバーなどの食品を用いて鉄の定量を行い，原子吸光法と1,10-フェナントロリン法の比較をしてみよう。

6 ナトリウムとカリウムの定量

ナトリウムとカリウムの定量について原子吸光法と炎光光度法について述べる。

ガラス器具や磁性器具などはナトリウムが溶出するため使用できない。試料調製や測定には白金製蒸発皿やプラスチック器具を用いる。また，汗やつばでナトリウムの数値が変わるため，手で直接触れず取り扱いに注意する。

準備する試料

□脱脂粉乳，だいずなど

〔調製法〕
① 細切りし均質化した試料2～10g（乾燥物として1～2g）を100mL容プラスチック容器にとる
② 1％塩酸を加えて100mLに定容する
③ 室温または80℃で1時間振とうし，ナトリウムまたはカリウムを抽出する
④ 抽出液をプラスチック製遠心分離管に移し，遠心分離（3,000rpm，15分間）し，上澄を試料溶液とする，またはプラスチック製漏斗に，東洋ろ紙No.5Cを用いてろ過し，ろ液を用いる

☞試料溶液はプラスチックびんに保存する。

準備する試薬

□1％塩酸溶液

〔調製法〕 精密分析用塩酸（濃度に注意）を超純水で希釈して用いる

□ナトリウム標準溶液

〔調製法〕
① 原子吸光分析用標準溶液1,000ppmをプラスチック製ホールピペットで10mLとり，1％塩酸で100mLにプラスチック製メスフラスコで定容する
② これをさらに希釈して0.5～10ppmの範囲で標準溶液を調製する

□カリウム標準溶液

〔調製法〕
① 原子吸光分析用標準溶液1,000ppmをプラスチック製ホールピペットで10mLとり，1％塩酸で100mLにプラスチック製メスフラスコで定容する
② これをさらに希釈して2～20ppmの範囲で段階的標準溶液を調製する

☞プラスチック容器に保存する。

（1）原子吸光法

1％塩酸溶液で検量線の範囲内に希釈した試料溶液を原子吸光分光光度計のフレーム中に吸入噴霧して原子化させ，ナトリウムは589.0nm，カリウムは766.5nmで測定する。

準備する器具

□プラスチック容器など

☞本実験で扱う器具はすべてプラスチック製とする。

準備する装置

□フレームまたはフレームレス原子吸光分光光度計
□遠心分離機

❶ 試料溶液を1％塩酸溶液で検量線の範囲内に希釈する（1／D倍）　☞ナトリウムは特に器具や手指からも汚染されるので注意する。

❷ 原子吸光分光光度計を操作手順に従って立ち上げる

❸ ナトリウムは589.0nm，カリウムは766.5nmのホローカソードランプをセットする

❹ 検量線用標準溶液は低濃度側から順次測定し，検量線を作成する

❺ 試料溶液を測定する（検量線から自動的に濃度が測定される）

ナトリウムまたはカリウム含有量（mg/100g）＝ $A \times V \times D \times \dfrac{1}{1,000} \times \dfrac{100}{S}$

A：検量線から求めたナトリウムまたはカリウムの量（μg/mL，ppm）
V：試料溶液全体量（mL）
D：希釈倍率
S：試料採取量（g）
$\dfrac{1}{1,000}$：μgをmgにする
$\dfrac{100}{S}$：試料100gあたりにする

（2）炎光光度法

炎光光度計のフレームに試料溶液を導入し，ナトリウムやカリウム原子を励起させ，基底状態に戻るときの発光線をナトリウムは589nm，カリウムは766nmの波長でそれぞれ測定する。

準備する装置
□炎光分光光度計

❶ 炎光分光光度計を操作手順に従って立ち上げる

❷ ナトリウムは波長589nm，カリウムは波長766nmに合わせる

❸ 標準溶液の濃い濃度の発光強度が100％，水が0％になるように調整し，200～500ppmの範囲内で検量線を作成する

❹ 検量線の範囲内になるように試料溶液を1％塩酸溶液で希釈する（1／D倍）

❺ 検量線から算出された元素濃度に希釈倍率をかけ，試料中のナトリウムまたはカリウム濃度を求める　☞計算は（1）原子吸光法を参照。

課題

（1）ナトリウム量から食塩相当量を算出しよう。
（2）ナトリウムとカリウムの多い食品をあげてみよう。
（3）ナトリウムとカリウムの生理作用について説明しよう。

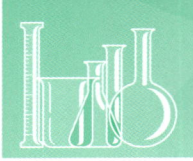

第5章 官能検査

1. 目的と型

　官能検査とは，人間の五感である味覚・嗅覚・視覚・聴覚・触覚を用いて品質判断を行うことをいい，食品の場合は食味評価ともいう。推計学の理論に基づいて，十分に計画された条件のもとで，複数の人間の感覚を測定器として用い，物の質を判断し，普遍的な信頼性のある結論を出すための手段である。試料の特性や刺激の強弱などの差を検出する「分析型官能検査」と，試料の刺激に対する好き嫌い，良し悪しのような消費者の嗜好について評価する「嗜好型官能検査」の2種類に分類される。

2. パネルの構成

　官能検査を行う人の集団をパネルとよび，その一人ひとりをパネリストまたはパネルメンバーという。パネルを選定する場合は，公正な判断をくだす必要があるため，身体的にはもちろん精神的にも健康であること，経験があること，意欲的に参加することなどに配慮する必要がある。

　分析型官能検査のためのパネルを分析型パネルといい，味やにおいの強さ，テクスチャーの評価をするなど，試料間の差や標準と試料との差を判断する能力が必要なので，感度の維持や向上のために訓練したり，味覚テストにより味覚が正常であることを確認することがある。味覚テストでは，甘味（ショ糖），酸味（クエン酸），塩味（塩化ナトリウム），苦味（フェニルチオ尿素），うま味（グルタミン酸ナトリウム），無味（純水）が使用される。嗜好型官能検査のためのパネルを嗜好型パネルといい，感度が正常であり，自分自身の嗜好によって判断を下すことができればよい。

　検査では，内部的条件と外部的条件の管理が必要とされ，前者にはパネル自身の疲労効果，対比効果，閾値などの生理的制約と順序効果，記号効果，位置効果，練習効果，期待効果などの心理的影響があり，後者には，検査環境の整備や試料の調製，実施条件（容器，試料温度，試食量，提示順，うがい，検査時間他）などがある。一般的な官能検査室の条件は，室温20～25℃，湿度50～80％，照明200～500Lx，音40ホーン以下が望ましいとされている。

3. 官能検査実施の手順

① 検査目的を決定する
② パネル・試料・人数，検査・解析方法を決定する
③ 質問用紙を作成する
④ 予備試験を実施する
⑤ 官能検査の本試験を実施する
⑥ データを集計，解析する
⑦ 官能検査の妥当性を検討する
⑧ 報告書を作成する

4．官能検査の手法

官能検査法には，差を識別する方法，順位をつける方法，品質を評価する方法，そして特性を明らかにする方法がある。ここでは，一般的に用いられている比較的簡単で使用しやすい手法について記す。

差を識別する

〔2点比較法〕2種類の試料について片方を選択する方法。刺激の違いについて判断させる「2点識別試験法」とどちらが好ましいかを判断させる「2点嗜好試験法」がある。

〔3点比較法〕味，香りなど，全体の質が異なる2種類の試料のうち，片方は同じ試料をもうひとつ用意して3点一組にする。「3点識別試験法」はほかの2つと違う試料を判断させ，そのどちらが好ましいかを「3点嗜好試験法」により判断する。

〔1：2点比較法〕AB2種類の試料のうち，一方を標準試料として示し，同時にABも示して，標準試料と同じものを選ばせる方法。パネルの選定や訓練などにも用いられる。

順位をつける

〔順位法〕数種類の試料を同時に示し，特性や嗜好の強弱により1位から順位をつける方法。試料間の差やパネリストのつけた順位に一致性があるかなどを調べることができる。

〔一対比較法〕数種類の試料を検査する場合，すべて2個ずつ組み合わせ，各組について特性や嗜好の強弱を選ばせる方法であり，順位法より正確に検査することができる。

品質を評価する

〔評点法〕呈示された試料の特性や好ましさなどについて数値尺度による評価を行う方法。絶対的な評価の方法であるため試料は1つずつ呈示される。パネリストによる採点のバラツキが大きくなりやすい。

特性を明らかにする

〔評価尺度法（SD法：Semantic differential method）〕

試料に対する評価を描写して記録する方法で，相反する形容詞を評価尺度の両端に配置してその程度を評定する。

1 2点識別・嗜好試験

✻ 目 的
硬水と軟水の識別ができるか，またそのどちらを好むかを比較する。

▲ 準備する試料
　□軟水　　□硬水

🥛 準備する器具
　□ガラスのコップ　　□口をすすぐための水

📋 準備する質問票
●質問形式は「次の試料を指定の順序でみて両者を比較し，より……なもののほうに○をつけてください」のようにする。

水の官能検査

　　年　　月　　日

パネル番号：＿＿＿＿＿＿＿＿＿

2種類の試料を比較して，該当する記号に○をつけてください。
よく似ている場合でも必ずどちらかに○をつけてください。

質問項目＼試料	R	T
えぐみが強いほう		
好ましい味のほう		

ご協力ありがとうございました

（1）実　験

❶ 軟水をR，硬水をTとし，軟水を入れたコップにR，硬水を入れたコップにTの記号をつける

❷ パネリストを「R→T」の順に味わうグループ，「T→R」の順に味わうグループの2つに分け，それぞれの水のセットを用意する
　☞順序効果を考慮して2グループに分ける。

❸ 水を飲んだパネリストに質問票に答えてもらう
　☞パネル数は試料が2つなので偶数のほうがよい。

❹ 識別試験により集計・検定する

❺ 嗜好試験により集計・検定する

（2）集計・検定1：識別試験

❶ 「Rのえぐみが強い（誤答）」のパネリスト数，「Tのえぐみが強い（正答）」のパネリスト数を調べる

❷ 表5-1を用いて，パネル数がnのとき判定数が危険率α以上ならば有意差ありと判定する

☞ 危険率とは有意水準ともいい，記号αで表す。
☞ 表5-1：p.134

（3）集計・検定2：嗜好試験

❶ 「Rが好ましい」のパネリスト数，「Tが好ましい」のパネリスト数を調べる

❷ 表5-2を用いて，パネル数がnのとき判定数が危険率α以上ならば有意差ありと判定する

☞ 表5-2：p.134

📖 基礎知識

2点識別・嗜好試験

ある特性についてAとBにおいて差がないか，またはパネルの識別能力がなければ，A（あるいはB）が選ばれる確立は1/2である。n回の繰り返しでA（あるいはB）が選ばれる度数kは，$p=1/2$の2項分布に従う。

　　帰無仮説　$H0：p=1/2$
　　対立仮説　$H1：p>1/2$（片側検定）；客観的順位がある場合（識別試験）
　　　　　　　$H1：p\neq1/2$（両側検定）；客観的順位がない場合（嗜好試験）

片側検定では客観的順位に基づいて選ばれると予測された試料をK0とし，両側検定では選ばれた度数のうち多いほうをK0とする。K0が表に示した限界値（有意水準αは通常5，1とする）以上であれば，検定の結果，帰無仮説を棄却し対立仮説を採用する。すなわち，有意水準αで有意差があるとみなし，AとBは統計的に意味のある差が認められるといえる。

2項分布

$x=0,1,2\cdots\cdots,n$のそれぞれの出現する確立pxが，以下の式で与えられる分布をいう。ただし，nは正の整数，pは0と1の間の実数である。

　　$px = {}_nCxp^x(1-p)^{n-x}$

帰無仮説・対立仮説

帰無仮説は「識別できない」，「差がない」という形の仮説で，記号H0で表す。対立仮説は「識別できる」，「差がある」という形の仮説で，記号H1で表す。帰無仮説が測定値をもとにして捨てられれば対立仮説が正しいとする。

有意水準α

有意水準とは危険率ともいい記号αで表す。つまり，検定により対立仮説を採用したのは実は誤りであったという確率がα存在するということを意味する。例えば，有意水準5％で帰無仮説が棄却されたときには有意水準5％で有意であるという。

2 3点識別・嗜好試験

✱ 目的
2種類の白米の違いを識別できるか，またそのどちらを好むかを比較する。

準備する試料
□2種類の白米

準備する器具
□試料用の皿　　□口をすすぐための水

準備する質問票
● 質問形式は「次の3つの試料は，同じものが2つと違うものが1つです。指定された順序に従って比較し，次に，2種類のうち……なもののほうに記号を書いてください」のようにする。

飯の官能検査

年　　月　　日

パネル番号：＿＿＿＿＿＿＿＿＿＿

R・S・Tは飯です。このうち2つは同じもので，1つだけ違ったものが入っています。違う飯はどれでしょうか。

（　　　　　）が違う飯である。

2つの同じ飯と，1つの違う飯ではどちらが好ましいですか。

2つ入っているほうが好ましい。（　　　　　）

1つ入っているほうが好ましい。（　　　　　）

ご協力ありがとうございました

📖 基礎知識

3点識別・嗜好試験

試料数が3点であるから，試料間に差がなければそれぞれが選ばれる確立は1/3である。したがって，$p=1/3$の2項分布に従う。

　　帰無仮説　　$H0：p=1/3$
　　対立仮説　　$H1：p>1/3$（片側検定）；客観的順位がある場合（識別試験）
　　　　　　　　$H1：p≠1/3$（両側検定）；客観的順位がない場合（嗜好試験）

正解の度数を表の限界値と比較し，限界値以上であれば有意な差があるとみなす。

（1）実　　験

❶ A・B2種の飯の組み合わせを「ＡＡＢ」「ＡＢＡ」「ＢＡＡ」「ＢＢＡ」「ＢＡＢ」「ＡＢＢ」の6種を皿によそって用意し，それぞれの飯にR・S・Tの記号をつける

❷ パネリストを2種の飯「ＡＡＢ」「ＡＢＡ」「ＢＡＡ」「ＢＢＡ」「ＢＡＢ」「ＡＢＢ」を味わうグループに分ける　☞パネル数は試料の組み合わせが6通りあるので6の倍数にするとよい。

❸ 飯を食べたパネリストに質問票に答えてもらう

❹ 識別試験により集計・検定する

❺ 識別試験の結果が有意であれば，正答者の回答だけを集めて嗜好試験により集計・検定する

（2）集計・検定1：識別試験

❶ ＡＡＢの組み合わせの，パネリスト数・Bを選んだ（正答）パネリスト数を調べる

❷ ＢＢＡの組み合わせの，パネリスト数・Aを選んだ（正答）パネリスト数を調べる

❸ パネル数・正答パネリスト数を調べる

❹ 表5−3を用いて，パネル数がnのとき正答数が危険率α以上ならば有意差ありと判定する　☞表5−3：p.134

（3）集計・検定2：嗜好試験

❶ ＡＡＢの組み合わせの，パネリスト数・「Bが好き」のパネリスト数・「Aが好き」のパネリスト数を調べる

❷ ＢＢＡの組み合わせの，パネリスト数・「Bが好き」のパネリスト数・「Aが好き」のパネリスト数を調べる

❸ パネルのうち，「Bが好き」のパネリスト数・「Aが好き」のパネリスト数を調べる

❹ 表5−4を用いる　☞表5−4：p.135
総判定回数がnのとき，識別試験の正答者の中で，一方の試料が好きと答えたパネリスト数のうちの，多いほうの数が危険率α以上ならば嗜好差ありと判定する
なお，2つの試料がともに表の値以上の場合，Aを好むグループとBを好むグループの両者が存在すると理解する

3 順位をつける：
Newell & MacFarlaneの検定表を用いる検定

※ 目　的
　4種類のりんごについて好ましい，強いと思う順位をつけ，特定の2試料の間に有意差があるかを判定する。

▲ 準備する試料
　□4種類のりんご

準備する器具
　□試料用の皿　　□口をすすぐための水

準備する質問票
●質問形式は「次の4つの試料を食味し，強いと感じる順位，あるいは好ましいと感じる順位を記入してください」のようにする。

りんごの食味＜官能検査＞

年　　　月　　　日

パネル番号：

りんごを食味し，強いと感じる順位，あるいは好ましいと感じる順位を記入してください。

試料 質問項目	R	K	M	L
酸味が強い				
甘味が強い				
総合して好ましい				

ご協力ありがとうございました

基礎知識

Newell&MacFarlaneの検定表を用いる検定
　試料を t 種類用意し，ある特性について n 人のパネルが順位をつけたとき，t 種類のうちの調べたい2つの試料に差があるかどうかを判定する。t 個の試料について順位合計をそれぞれ求め，調べたい2種類の順位合計の差の絶対値を求める。表の値以上であれば2つの試料間に統計的に意味のある差が認められ，有意水準 α で有意差があるといえる。

（1）実　　験

❶ 4種のりんごに，R・K・M・Lの記号をつける

❷ りんご4種を食味したパネリストに質問表に答えてもらう

❸ Newell & MacFarlaneの検定表により集計・検定する

☞試料を続けて味わい試験すると前の影響を受けるので，口をゆすぎながら味わうようにする。

☞位置の効果や奇数の試料が選ばれやすいことなどを考慮する。

> **ワンポイントアドバイス**
> 2種類以上の試料の場合，初めまたは後ろのほうを過大評価する傾向がある。

（2）集計・検定：Newell & MacFarlaneの検定表を用いる

❶ 各りんごの質問項目ごとに順位の合計を調べる

❷ 表5-5を用いる
試料数が t，パネル数が n のとき，2試料の順位合計の差の絶対値が危険率 α 以上ならば，2試料間に有意差ありと判定する

☞表5-5：p.135

課　題

（1）一般的な官能検査の目的および方法を理解しよう。
（2）片側検定と両側検定について理解しよう。

表5-1　2点識別試験のための検定表

n	5%	1%	n	5%	1%	n	5%	1%	n	5%	1%	n	5%	1%	n	5%	1%
			11	9	10	21	15	17	31	21	23	41	27	29	60	37	40
			12	10	11	22	16	17	32	22	24	42	27	29	70	43	46
			13	10	12	23	16	18	33	22	24	43	28	30	80	48	51
			14	11	12	24	17	19	34	23	25	44	28	31	90	54	57
5	5	–	15	12	13	25	18	19	35	23	25	45	29	31	100	59	63
6	6	–	16	12	14	26	18	20	36	24	26	46	30	32			
7	7	7	17	13	14	27	19	20	37	24	27	47	30	32			
8	7	8	18	13	15	28	19	21	38	25	27	48	31	33			
9	8	9	19	14	15	29	20	22	39	26	28	49	31	34			
10	9	10	20	15	16	30	20	22	40	26	28	50	32	34			

表5-2　2点嗜好試験のための検定表

n	5%	1%	n	5%	1%	n	5%	1%	n	5%	1%	n	5%	1%	n	5%	1%
			11	10	11	21	16	17	31	22	24	41	28	30	60	39	41
			12	10	11	22	17	18	32	23	24	42	28	30	70	44	47
			13	11	12	23	17	19	33	23	25	43	29	31	80	50	52
			14	12	13	24	18	19	34	24	25	44	29	31	90	55	58
			15	12	13	25	18	20	35	24	26	45	30	32	100	61	64
6	6	–	16	13	14	26	19	20	36	25	27	46	31	33			
7	7	–	17	13	15	27	20	21	37	25	27	47	31	33			
8	8	8	18	14	15	28	20	22	38	26	28	48	32	34			
9	8	9	19	15	16	29	21	22	39	27	28	49	32	34			
10	9	10	20	15	17	30	21	23	40	27	29	50	33	35			

表5-3　3点識別試験のための検定表

n	5%	1%	n	5%	1%	n	5%	1%	n	5%	1%	n	5%	1%	n	5%	1%
			16	9	11	31	16	18	46	22	24	61	28	30	76	34	36
			17	10	11	32	16	18	47	23	24	62	28	31	77	34	37
3	3	–	18	10	12	33	17	18	48	23	25	63	29	31	78	35	37
4	4	–	19	11	12	34	17	19	49	23	25	64	29	32	79	35	38
5	4	5	20	11	13	35	17	19	50	24	26	65	30	32	80	35	38
6	5	6	21	12	13	36	18	20	51	24	26	66	30	32	82	36	39
7	5	6	22	12	14	37	18	20	52	24	27	67	30	33	84	37	40
8	6	7	23	12	14	38	19	21	53	25	27	68	31	33	86	38	40
9	6	7	24	13	15	39	19	21	54	25	27	69	31	34	88	38	41
10	7	8	25	13	15	40	19	21	55	26	28	70	32	34	90	39	42
11	7	8	26	14	15	41	20	22	56	26	28	71	32	34	92	40	43
12	8	9	27	14	16	42	20	22	57	26	29	72	32	35	94	41	44
13	8	9	28	15	16	43	21	23	58	27	29	73	33	35	96	42	44
14	9	10	29	15	17	44	21	23	59	27	29	74	33	36	98	42	45
15	9	10	30	15	17	45	22	24	60	28	30	75	34	36	100	43	46

表5-4 ３点嗜好試験のための検定表

n	5%	1%	n	5%	1%	n	5%	1%	n	5%	1%	n	5%	1%	n	5%	1%
			16	7	8	31	10	12	46	13	15	61	16	18	76	20	22
			17	7	8	32	11	12	47	13	15	62	17	18	77	20	22
3	3	3	18	7	9	33	11	13	48	14	15	63	17	19	78	20	22
4	3	4	19	8	9	34	11	13	49	14	15	64	17	19	79	20	22
5	4	4	20	8	9	35	11	13	50	14	16	65	17	19	80	20	22
6	4	5	21	8	9	36	12	13	51	14	16	66	17	19	82	21	23
7	4	5	22	8	10	37	12	14	52	14	16	67	18	20	84	21	23
8	5	5	23	9	10	38	12	14	53	15	16	68	18	20	86	22	24
9	5	6	24	9	10	39	12	14	54	15	17	69	18	20	88	22	24
10	5	6	25	9	10	40	13	14	55	15	17	70	18	20	90	22	25
11	5	6	26	9	11	41	13	14	56	15	17	71	18	20	92	23	25
12	6	7	27	10	11	42	13	14	57	16	17	72	19	21	94	23	25
13	6	7	28	10	11	43	13	14	58	16	17	73	19	21	96	24	26
14	6	7	29	10	11	44	13	14	59	16	18	74	19	21	98	24	26
15	7	8	30	10	12	45	13	14	60	16	18	75	19	21	100	24	27

表5-5 Newell & MacFarlaneによる順位法の検定表

n\t	α = 5%								α = 1%								n\t	α = 5%								α = 1%							
	3	4	5	6	7	8	9	10	3	4	5	6	7	8	9	10		3	4	5	6	7	8	9	10	3	4	5	6	7	8	9	10
3	6	8	11	13	15	18	20	23	−	9	12	14	17	19	22	24	27	18	25	32	40	47	55	63	71	22	30	38	47	55	64	73	82
4	7	10	13	15	18	21	24	27	8	11	14	17	20	23	26	29	28	18	25	33	40	48	56	64	72	22	31	39	48	56	65	74	83
5	8	11	14	17	21	24	27	30	9	13	16	19	23	26	30	33	29	18	26	33	41	49	57	65	73	23	31	40	48	57	66	75	85
6	9	12	15	19	22	26	30	34	10	14	18	21	25	29	33	37	30	19	26	34	42	50	58	66	75	23	32	40	49	58	67	77	86
7	10	13	17	20	24	28	32	36	11	15	19	23	28	32	36	40	31	19	27	34	42	51	59	67	76	23	32	41	50	59	69	78	87
8	10	14	18	22	26	30	34	39	12	16	21	25	30	34	39	43	32	19	27	35	43	51	60	68	77	24	33	42	51	60	70	79	89
9	10	15	19	23	27	32	36	41	13	17	22	27	32	36	41	46	33	20	27	36	44	52	61	70	78	24	33	42	52	61	71	80	90
10	11	15	20	24	29	34	38	43	13	18	23	28	33	38	44	49	34	20	28	36	44	53	62	71	79	25	34	43	52	62	72	82	92
11	11	16	21	26	30	35	40	45	14	19	24	30	35	40	46	51	35	20	28	37	45	54	63	72	81	25	34	44	53	63	73	83	93
12	12	17	22	27	32	37	42	48	15	20	26	31	37	42	48	54	36	20	29	37	46	55	63	73	82	25	35	44	54	64	74	84	94
13	12	18	23	28	33	39	44	50	15	21	27	32	38	44	50	56	37	21	29	38	46	55	64	74	83	26	35	45	55	65	75	85	95
14	13	18	24	29	34	40	46	52	16	22	28	34	40	46	52	58	38	21	29	38	47	56	65	75	84	26	36	45	55	66	76	86	97
15	13	19	24	30	36	42	47	53	16	22	28	35	41	48	54	60	39	21	30	39	48	57	66	76	85	26	36	46	56	66	77	87	98
16	14	19	25	31	37	42	49	55	17	23	30	36	43	49	56	63	40	21	30	39	48	57	67	76	86	27	36	47	57	67	78	88	99
17	14	20	26	32	38	44	50	56	17	24	31	37	44	51	58	65	41	22	31	40	49	58	68	77	87	27	37	47	57	68	79	90	100
18	15	20	26	32	39	45	51	58	18	25	31	38	45	52	60	67	42	22	31	40	49	59	69	78	88	27	37	48	58	69	80	91	102
19	15	21	27	33	40	46	53	59	18	25	32	39	46	54	61	69	43	22	31	41	50	60	69	79	89	28	38	48	59	70	81	92	103
20	15	21	28	34	41	47	54	61	19	26	33	40	48	55	63	70	44	22	32	41	51	60	70	80	90	28	38	49	60	70	82	93	104
21	16	22	28	35	42	49	56	63	19	27	34	41	49	56	64	72	45	23	32	41	51	61	71	81	91	28	39	49	60	71	82	94	105
22	16	22	29	36	43	50	57	64	20	27	35	42	50	58	66	74	46	23	32	42	52	62	72	82	92	28	39	50	61	72	83	95	106
23	16	23	30	37	44	51	58	65	20	28	35	43	51	59	67	75	47	23	33	42	52	62	72	83	93	29	39	50	62	73	84	96	108
24	17	23	30	37	45	52	59	67	21	28	36	44	52	60	69	77	48	23	33	43	53	63	73	84	94	29	40	51	62	74	85	97	109
25	17	24	31	38	46	53	61	68	21	29	37	45	53	62	70	79	49	24	33	43	53	64	74	85	95	29	40	51	63	74	86	98	110
26	17	24	32	39	46	54	62	70	22	29	38	46	54	63	71	80	50	24	34	44	54	64	75	85	96	30	41	52	63	75	87	99	111

第6章　食品の物性

1. 実験を始める前に

　物質がもっている力学的・熱的・電気的・磁気的・光学的などの諸性質を物性というが，食品の物性という場合には，食品の二次機能の嗜好性とかかわりのあるレオロジー的性質（力学的性質）を扱うことが多い。レオロジーは物質の流動と変形を取り扱う科学であることから，食品は液体のように流動する性質と固体のように変形する性質の両方を兼ね備えた物質であるともいえる。

　液体や気体のような流体が流動するときには内部摩擦が生じる。この内部摩擦による流動のしにくさが粘性である。粘性の強さは粘度あるいは粘性率（粘性係数）で表される（単位にはポアズ（P）あるいはセンチポアズ（cP）が用いられる）。ニュートン流体以外の非ニュートン流体では，測定した粘度はみかけの粘度となり，測定条件によって数値が異なる。粘度を測定する場合は，対象食品がニュートン流体なのか非ニュートン流体なのか，また粘性が高いのか低いのかなどによって，器具や装置を適当なものに選ばなければならない。

1 粘　　度

❋ 目　　的

　比較的低粘度の液状食品の粘度測定に用いられるオストワルド粘度計，低粘度から高粘度までの測定に対応可能なB型回転粘度計，トマトジュースなどの粘度測定に用いられる杉浦式粘度計，トマトケチャップなどの粘度測定に用いられるボストウィック粘度計など，種々のものが粘度計として知られているが，ここでは低粘度のニュートン流体を対象にオストワルド粘度計を用いて粘度（粘性係数）を求めてみる。

準備する試料
- □ショ糖溶液　　　□液状食品（スポーツ飲料等）

準備する試薬
- □水またはグリセリン　　□アセトン

準備する器具
- □オストワルド粘度計　　□ピクノメーター　　□ストップウォッチ　　□ホールピペット（10mL）

準備する装置
- □恒温水槽

> **ワンポイントアドバイス**
> センチポアズ（cP）：粘度の単位で
> 1cP ＝ 10^{-3}Pa・s

基礎知識

粘性係数について

例えば，温度が20℃の標準液（水）の粘性係数をη，密度をd，オストワルド粘度計による水の流下時間をt，同様に同温度の試料の密度をd_1，流下時間をt_1とすると，次式によって試料の粘性係数η_1を計算することができる。

$$\eta_1 (cP) = \eta \times (d_1 \times t_1) / (d \times t)$$

なお試料の相対粘度η_r，比粘度η_{sp}は次のように計算される。

$$\eta_r = t_1 / t \qquad \eta_{sp} = (t_1 - t) / t = \eta_r - 1$$

表6-1　水の粘性係数（η）と密度（d）

温度（℃）	20	25	30
η（cP）	1.0050	0.8937	0.8007
d（g/cm³）	0.9982	0.9971	0.9957

オストワルド粘度計による粘度測定（図6-1）

❶ オストワルド粘度計を恒温水槽中に垂直に固定する

❷ aからホールピペットで一定量の標準溶液（水またはグリセリン）を入れる

☞ 標準溶液，試料溶液の注入や液の吸い上げの際は泡が入らないように注意する。

❸ 温度平衡に達したら，bにゴム管をつけて液を標線cの少し上まで吸い上げる

❹ ストップウォッチを用意し，ゴム管を緩め（あるいは外し），液面が標線cから標線dまで流下する時間（秒）を測定する

❺ ④の測定を数回繰り返し行い，平均値を求める

❻ 標準溶液測定後，粘度計を洗浄し，アセトンを流してアスピレーターで吸引し乾燥させる

❼ 試料溶液の流下時間を同様に測定する

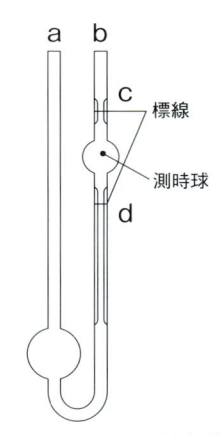

図6-1　オストワルド粘度計

☞ 試料溶液の密度はピクノメーターを用いて求めておく。

2. テクスチャーに関する実験

　JIS規格の定義では，「テクスチャーとは食品の触覚，聴覚，視覚など感覚的評価による"物理的性質（主にレオロジー）"および"組織的特性"」となっている。Jowittによれば，「テクスチャーとは食物の物理的性質に由来する属性であり，口腔内感覚によって知覚されるもの」と定義され，一般的には口当たり，歯ごたえ，舌触りなど口腔内で感覚される食品の力学的性状を広く表す言葉として用いられている。
　ツェスニャクは食感要素分析を行い，食品の物理的特性を記述したテクスチャー・プロファイルを作成した。ツェスニャクらは歯の模型をプランジャーとしたテクスチュロメーターを開発し，これにより人間の咀嚼曲線を解析し得られた食品の力学的特性と人間による官能評価との間には高い相関性のあることを示した。すなわち，食品を人間が咀嚼する際の感覚は，食品の変形や破断などの力学的現象が大きく影響するということである。

✻ 目　的
　食品のテクスチャーの評価方法には主観的方法（官能検査）と客観的方法がある。客観的なテクスチャーの評価方法には，基礎的方法，経験的方法，模擬的方法の3つがあげられる。この中の模擬的方法は，手で捏ねたり，伸ばしたり，咀嚼したりするなど，実際に食品が扱われるときと同じような条件で測定しようとするもので，テクスチュロメーターは模擬的方法の測定機器のひとつである。ここでは，テクスチュロメーターを用いて，食品の力学的特性を調べてみることにする。

準備する試料
　□かまぼこ

準備する装置
　□テクスチュロメーター

☞学生実験向きの低価格機種が販売されている（例えば㈱山電）。

📖 基礎知識

テクスチュロメーターとテクスチャー曲線
　テクスチュロメーターは，人間の口腔内の噛む動作をモデル化した装置で，モーターによりプランジャーが上下に一定速度で運動し，試料に圧縮または引張りの作用を与える。試料が受けた応力は電気信号に変換され，レコーダーまたは自動解析装置に記録される。
　レコーダーに記録されたテクスチャー曲線から試料の物理的諸性質を知ることができる。

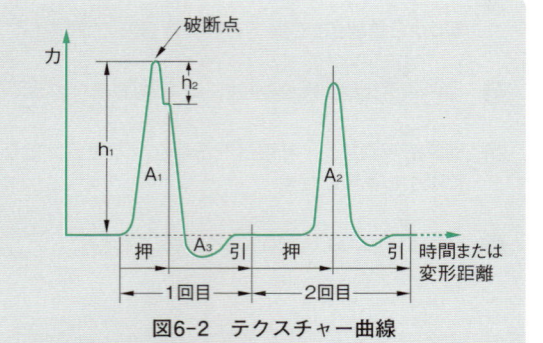

図6-2　テクスチャー曲線

かたさ：h_1（dyne/cm²）
凝集性：$\dfrac{A_2}{A_1}$（A_1, A_2は面積）
付着性：A_3（dyne/cm²）（A_3は面積）
もろさ：h_2（dyne/cm²）
ガム性：$h_1 \times \dfrac{A_2}{A_1}$（dyne/cm²）（かたさ × 凝集性）

1 かまぼこのテクスチャー測定

❶ 測定30分前に機器本体の電源を入れる

❷ 一定の形および大きさのかまぼこ試料片を調製する
   高さは1cm以上あることが望ましい

❸ 測定目的によりプランジャーを選ぶ
   全体破断試験では試料より大きい円板状のもの，部分破断試験では試料より細い円柱状のものを用いる
   また応用破断試験では円錐状，くさび状，球状など特殊なものを使用してもよい（図6-3）

❹ プランジャーの速度を設定する

❺ クリアランスを試料の高さの10～50％を目安に設定する（図6-4）

❻ 試料台の上に試料片を乗せる

❼ レコーダーの感度を設定し，零点調整を行う

❽ 測定開始スイッチを押す

❾ 記録紙に描かれたテクスチャー曲線（図6-2を参照）を解析し，各パラメーターの数値を求め，試料間の差異を検討する

☞機器の操作説明書をよく読み，あらかじめ予備実験を行って実験に相応しい測定条件を決めておく。

☞コンピュータを組み合わせた装置では各数値が自動的に解析される。
☞同一試料のかまぼこでの測定値をまとめるには，平均値と分散を明記することが望ましい。

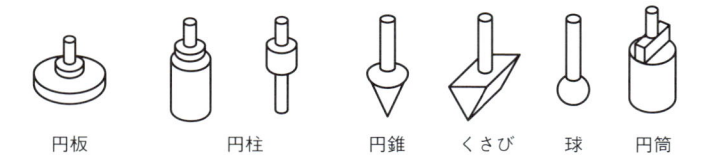

円板　円柱　円錐　くさび　球　円筒

図6-3　プランジャー

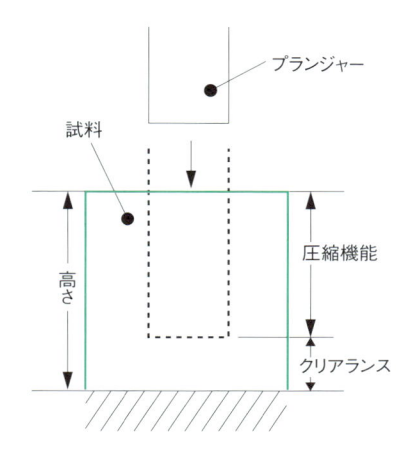

クリアランス ＝ 高さ － 圧縮距離
図6-4　クリアランス

2. テクスチャーに関する実験

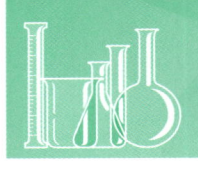

第7章　分析機器の原理

1. 吸光分析

　私たちが色として識別できる光の波長は 380～780nm の可視光線である。この範囲の波長の光がバランスよく眼に入るとき，その光を白色光と感じる。

　例えば，過マンガン酸カリウムの溶液が赤紫色に見えるのは，白色光のうち 530nm 付近の波長の光（緑色）が吸収された残りの波長の光（残りの色）が赤紫色に見えるためである。この私たちが眼にする溶液の色を余色といい，光の波長とその光の色と余色の関係を表7-1に示す。

　吸収される光の強さは物質の濃度に比例して強くなり，過マンガン酸カリウムの濃度が高くなるにつれ（赤紫色が濃くなるにつれ）530nm 付近の光は強く吸収される。このように物質が特定の波長の光を吸収する現象を利用して，溶液中の物質の濃度を測定する方法を吸光光度法という。

　測定したい物質が呈色していない場合，試薬を加え発色反応させて色をつけてから測定するのが一般的な方法である。また，眼に見えない紫外線部（200～380nm）に特徴的な吸収波長をもつ物質の測定も同様の原理でできる。

表7-1　溶液の色と光の波長との関係

波長（nm）	光の色	余色
＜ 380	紫外	
380～435	紫	黄緑
435～480	青	黄
480～490	緑青	橙
490～500	青緑	赤
500～560	緑	赤紫
560～580	黄緑	紫
580～595	黄	青
595～610	橙	緑青
610～780	赤	青緑

（「升島 努：吸光光度法, Integrated Essentials 分析化学Ⅱ（山口政俊, 升島 努, 斎藤 寛編）, 改訂第5版, p.3, 2002, 南江堂」より許諾を得て改変し転載）

　溶液の濃度と吸光度の関係は，ランベルト・ベール（Lambert-Beer）の法則に従うことが知られている。

　図7-1のように，液層の厚さbの容器（セル）に呈色した濃度cの溶液を入れ，これに単色の光をあてたとき，入射光の強さをI_0，透過光の強さをIとすると，入射光の強さと透過光の強さの関係が，溶液の濃度に比例することを示したのがその法則である。

　I/I_0を透過度（T）といい，透過度の逆対数を吸光度（A）と呼び，下記のように表され，液層の厚さ（b）を一定（普通 1cm）にすると，吸光度は溶液に溶けている溶質の濃度（c）に比例する。

　　$A = \log 1/T$

　また，吸光度（A）は，下記のようにも表され，εはモル吸光係数と呼ばれ，bを 1cm，cを 1mol/L の溶液としたときの物質種と波長に固有の値である。

　　$A = \varepsilon c b$

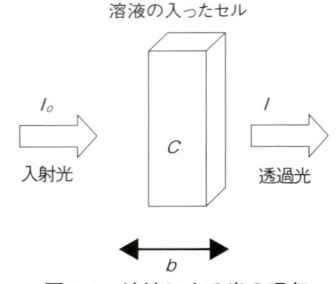

図7-1　溶液による光の吸収

ワンポイントアドバイス

ランベルト・ベール（Lambert-Beer）の法則：物質による光の吸収に関する経験則

ランベルトの法則；入射光の強さI_0と透過光の強さIとの比の対数が液層の厚さbに比例することを表す

ベールの法則；溶液による光の吸収係数が濃度cに依存することを表す

1 分光光度計

　吸光分析法での測定は分光光度計を用いる（図7-2）。
　基本原理は，光源からの光を特定の波長（測定する物質が特徴的に吸収する光の波長）に分光し，試料溶液の入ったセルに当て，試料溶液を通過した光の強度を検知器で測定する。

光源は，可視領域ではタングステンランプが，紫外部では重水素放電管が用いられる。

光はスリットなどを通し平行光線にした後，波長選択部（回折格子）で必要な単色光にし，試料の入ったセルに透過させる。

セルは可視部測定ではガラス製を，紫外部測定では石英製を用いる。

試料溶液に一部吸収されて通過した光を測光部で電気信号に変え（光電子増倍管），試料濃度に比例した吸光度が数値で表される。

分光光度計にはさまざまな機種があり，光路が1本のシングルビーム方式や，測定時の誤差を少なくする目的での光路が2本のダブルビーム方式もある。

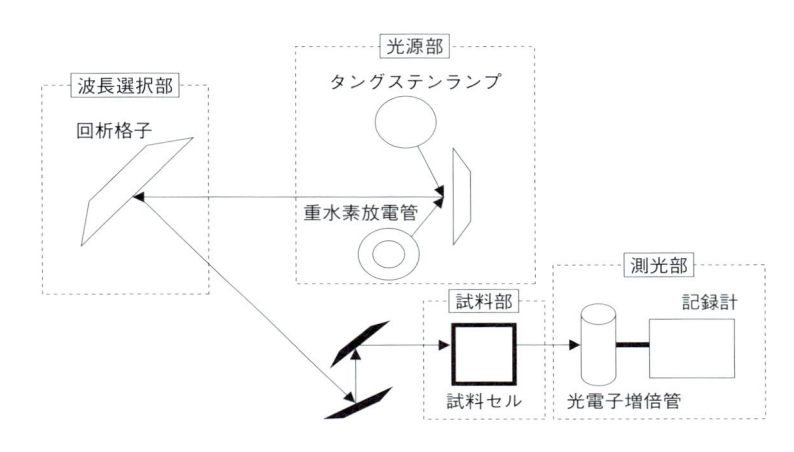

図7-2　測定装置の基本構成

2 マイクロプレートリーダー

少ない量（500μL以下）の試料や多数の試料の吸光度を測定する場合，96個の穴（ウエル）のあるマイクロプレート（図7-3）を96本分の試験管代わりに用いることができる。

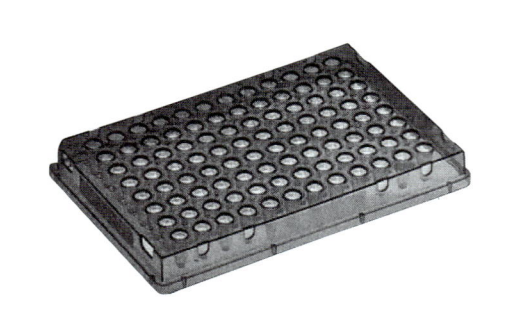

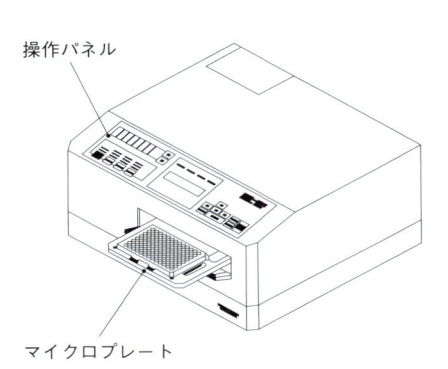

試料を入れたマイクロプレートは，マイクロプレートリーダー（図7-4）により，瞬時にすべての吸光度を測定し，試料の濃度計算を自動的に行うことができる。

図7-3　96穴マイクロプレート　　　　図7-4　マイクロプレートリーダー

2. 蛍光分析

　光（近紫外線や短波長の可視光線）がある物質（分子）に吸収されると，その物質はもとの状態（基底状態）からエネルギーの高い状態（励起状態）に移る。物質により励起状態からもとの基底状態に戻るとき光（蛍光とリン光）を放出するが，蛍光分析はこの蛍光の波長と強さを利用したもので，蛍光光度法という（図7-5）。

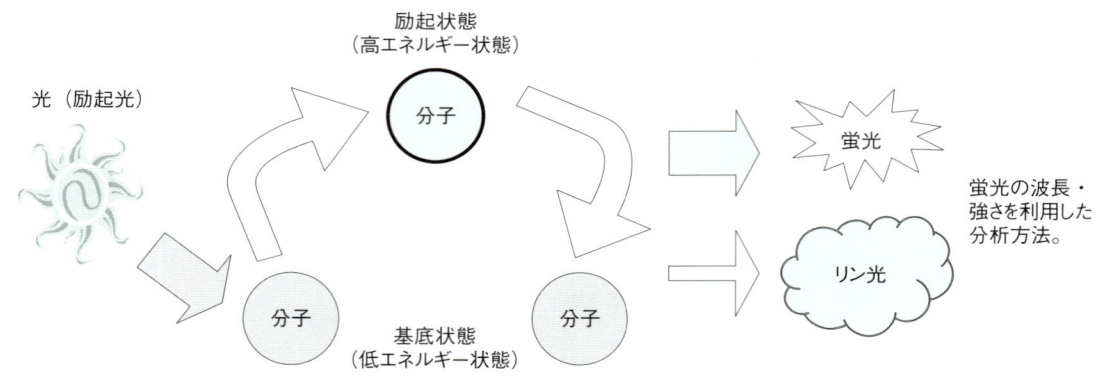

図7-5　蛍光分析の概念図

　蛍光の強さは蛍光剤の濃度や励起光の強度に比例し，光の強度を増すにつれ強い蛍光が得られるため，吸光光度法に比較して高感度であり，微量物質の定量によく用いられる。

　分析の対象となる物質は蛍光性を示す物質であるが，蛍光を示さない物質でも適当な試薬（化学反応で蛍光物質に変換する）を使用することで分析が可能である。また検量範囲も吸光光度法に比べ広い。

　蛍光物質によって光源からの光が吸収された場合，透過光の強さは蛍光物質の濃度が低い場合，ランベルト・ベール（Lambert-Beer）の法則に従い蛍光強度（F）は次の式で表される。

$$F = kI_0 \Phi \varepsilon CL$$

　　k：比例定数，I_0：励起光の強さ，Φ：蛍光量子収率，ε：励起波長におけるモル吸光係数
　　C：試料濃度，L：光路長

1 蛍光光度計

　装置の構成は光源，分光部，試料室部および検出部からなる（図7-6）。
　蛍光強度は光源の強度に関係することから，光源（励起光源）としては，広い波長領域で強い連続したスペクトルをもつキセノンランプが使われている。
　光源からの連続光から単色光を得るために，分光光度計と同様にプリズムや回折格子が分光器（モノクロメーター）として用いられるが，分光光度計と異なる点は検出側にも分光器が装備されており，試料からの蛍光以外の光が除去されることである。
　試料室部には試料を入れるためのセルを設置する。試料溶液は励起光に対し直角方向の光を測定するため，四面透過石英セルを用いる。
　試料から発せられた蛍光は，検出部の光電子増倍管により電気信号に変換される。

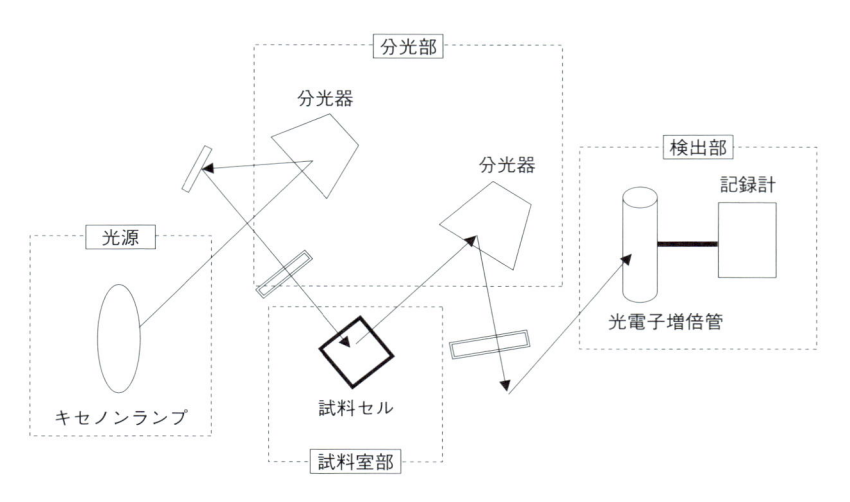

図7-6　測定装置の基本構成

　蛍光を示さない物質を測定する場合は，適当な試薬を加え蛍光性を付加した後，試料セルにとり蛍光強度を測定する。測定方法として測定波長を一定にして励起光の波長を変化させる場合と，励起波長を一定にして蛍光波長を変化させる場合とがある。

　蛍光の測定時，励起された状態の測定分子が蛍光を発することなく基底状態に戻ってしまう場合があるが，これを消光と呼ぶ。これは試料濃度の増加とともに消光を起こすもので，濃度消光と呼ばれる。

2 マイクロプレートリーダー

　吸光光度法と同様に，マイクロプレート（吸光分析参照）に測定試料を採り，マイクロプレートリーダー（図7-7）を用い，たくさんの試料を瞬時に測定することが可能である。

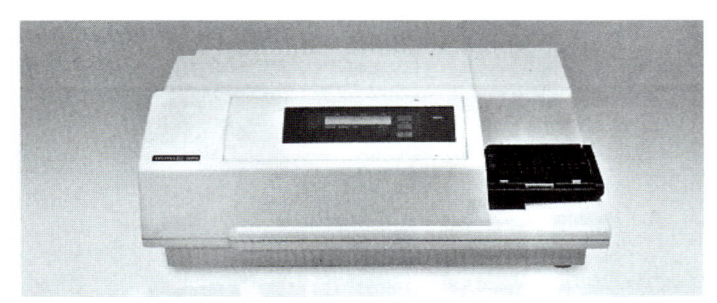

図7-7　蛍光マイクロプレートリーダー

3. 炎光分析

炎光分析は原子スペクトルを利用した分析法のひとつで，現在はフレーム発光分析と呼ばれている。

原子スペクトル分析は金属元素の原子状態による吸光や発光を測定するもので，微量の金属元素の定量方法として有効な手段である。このうち，炎光分析は発光分析の一方法で，炎色反応を示すアルカリ元素やアルカリ土類元素などの迅速な分析法としてナトリウムやカリウムの測定に汎用される。

アルカリ金属やアルカリ土類金属類は，プロパンガスと空気による燃焼炎に導入されることで，炎のエネルギーで容易に高エネルギー状態（励起状態）になり，それが低エネルギー状態に戻るとき元素特有のスペクトル線（光）を放射するので，その光の波長から元素の定性を，標準液との光の強度を比較することから定量ができる（図7-8）。

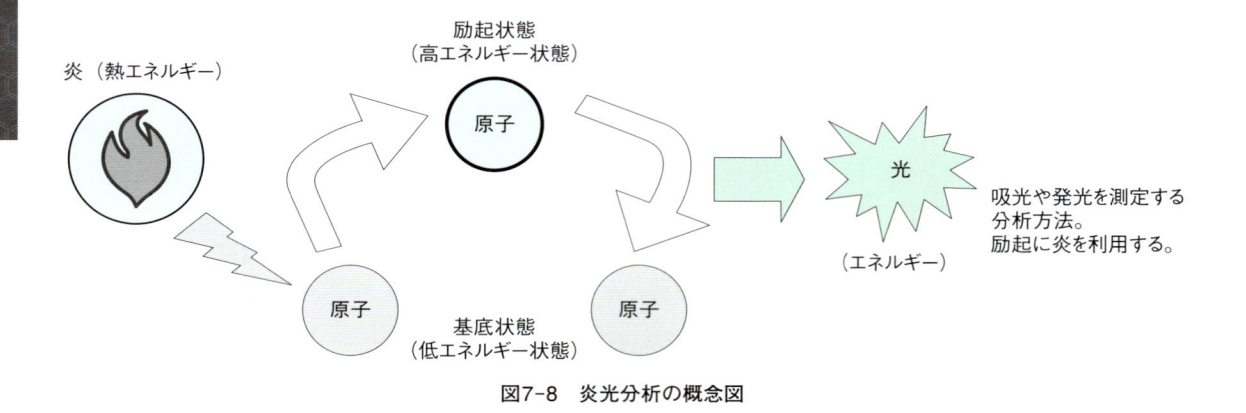

図7-8　炎光分析の概念図

試料の励起の方法に炎のエネルギーを利用することから炎光分析という。特にアルカリ金属の微量定量法はほかに適当な分析法が少ないことでこの方法が用いられる。

類似の分析法には高電流による放電エネルギーを試料に与えることで生じる，元素特有の発光を利用するICP発光分析がある。

1 炎光分光光度計

装置は燃料ガスの調整部，試料噴霧部，発光部，分光部および測光部からなる（図7-9）。

試料溶液はバーナーと試料噴霧器が一体となった装置に導入され，約2,500℃の空気とアセチレンガスからなる化学炎で気化・分解して遊離元素となる。さらに励起状態（高エネルギー状態）に達した後，元の基底状態（低エネルギー状態）に戻るとき各元素に特有の原子スペクトル線（発光）を生じる（表7-2）。

このスペクトル線（発光）は分光部（モノクロメーター）で分光され，測光部で光電子増倍管により電気信号に変換される。標準物質のスペクトル線との強さを比較し，定量する。

現在ではこの炎光分析は原子吸光分析装置で測定される場合が多い。

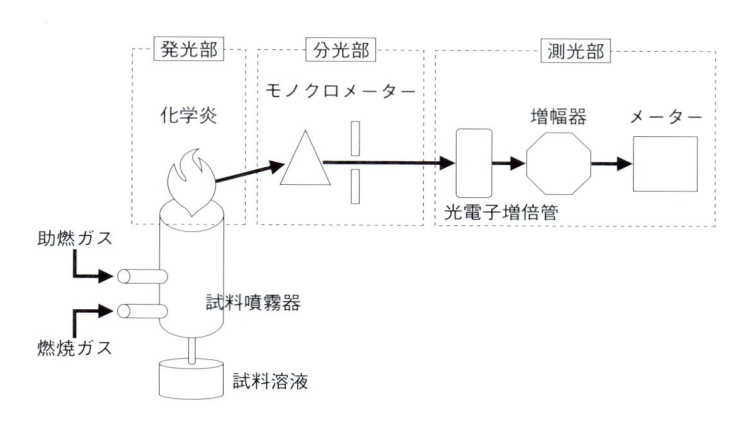

図7-9　炎光光度計の基本構成

表7-2　測定波長および検出限界

金属	測定波長（nm）	検出限界（μg/L）	
Na	589.2	0.3	黄
K	766.5	1	赤紫
Li	610.4	300	深赤
Rb	780.0	3	深赤
Ca	422.7	40	橙赤
Sr	605	2	深赤

（出典：辻村　卓・吉田善雄編『図説　化学基礎・分析化学』建帛社，1994）

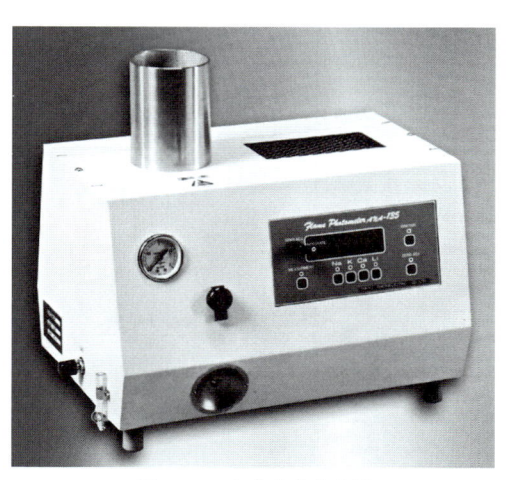

図7-10　炎光分光光度計

4．原子吸光分析

　原子吸光分析は原子スペクトル分析のひとつで，金属元素の原子状態での特定波長の吸光を測定するもので，微量の金属元素の定量方法として有効な手段である。

　原子吸光分析法は非常に感度がよく，溶液状態の試料で測定可能であり，共存するほかの元素の障害も少なく，試料の前処理も容易であることなどから，食品分析から環境測定や各種材料中の元素分析まで，広く利用されている。

　元素を原子化し，その原子蒸気による光の吸収を測定する方法である（図7-11）。基底状態の原子蒸気に，ある特定の波長の光を透過させると基底状態の原子が光を吸収して励起状態に移行する。その吸収量は吸光光度法と同様にランベルト・ベールの法則に従い，吸光度から金属元素を定量できる（図7-12）。吸光光度法との違いは，試料溶液から原子蒸気を発生させるところである。

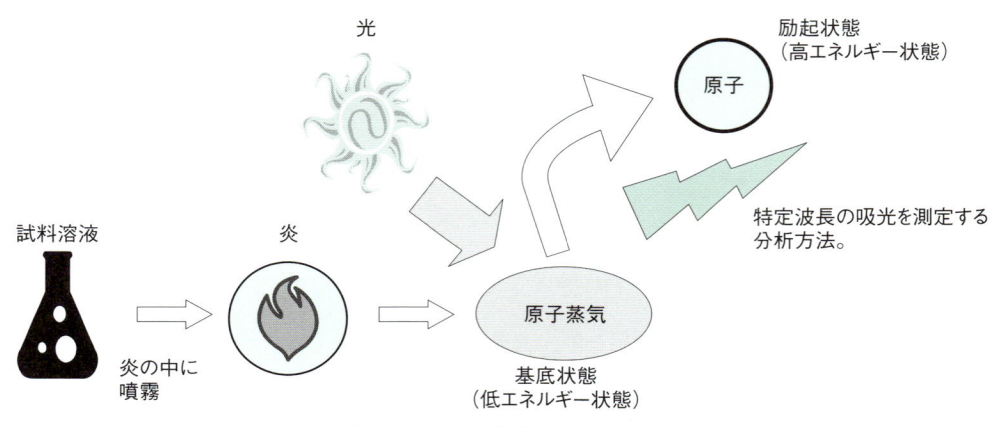

図7-11　原子吸光分析の概念図

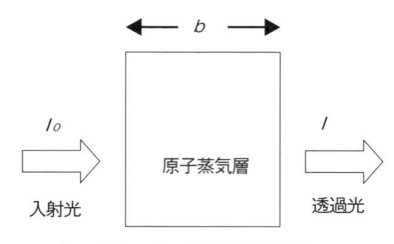

図7-12　原子吸光過程

1 原子吸光分光光度計

分析装置は光源部，試料導入部，原子化部および測光部からなる（図7-13）。

試料導入部で試料は吸引され噴霧室で噴霧され，その一部が原子化部の炎中に入る。

試料溶液はアセチレンと空気からなる燃焼ガス中で約2,500℃の炎で加熱され，試料成分は溶媒から分離し分子が分解して原子蒸気となる。この状態では元素は基底状態にある。

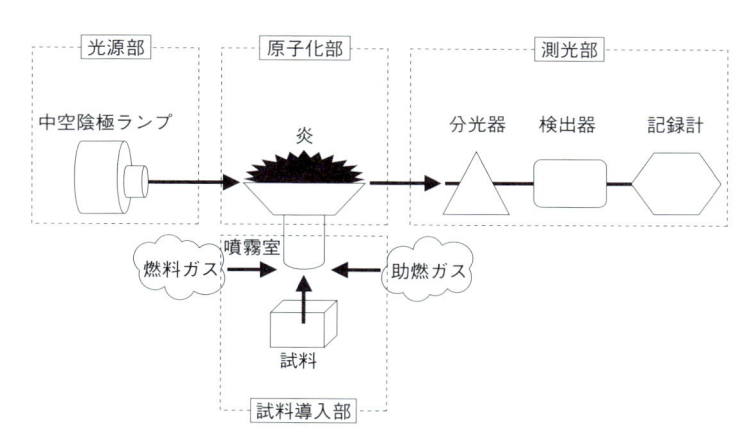

図7-13　原子吸光分光光度計の基本構成

原子蒸気はアルゴンガスによりに追い出され，原子吸光の光路にある石英セルに入る。これに光源から発した光が吸収される（図7-12）。

光源部での光源としては中空陰極ランプを用いる。中空陰極ランプは各元素ごとに個別のものを使用するため，1元素ごとに測定を行う。

中空陰極ランプから目的元素を基底状態から励起状態に移行させる特定の波長をもつ光が発せられ，各原子に特有の波長の光が吸収される。測光部では，分光器で元素特有の波長を選択し，光の吸収量を光電子増倍管により電気信号に変えて測定する。光の吸収量を各元素の標準液と比較することにより，各元素の濃度を算出する。

原子化には前述のアセチレンと空気の炎によるフレーム分析のほかグラファイトからなる発熱体を使う電気加熱法（ファーネス分析）などがある。

不溶性の試料を測定する場合は，有機物の除去などの前処理が必要である。

表7-3　主な元素の分析用の波長（共鳴線）

金属元素	分析域光の波長（nm）
Cu	324.8
Cr	359.3
Hg	253.7
K	766.5
Fe	248.3
Na	589.0
Co	240.7
Mn	279.5

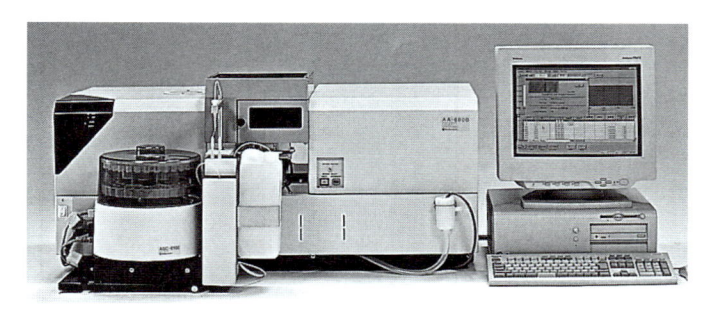

図7-14　原子吸光分光光度計

5. クロマトグラフィー

　クロマトグラフィーとは，固定相に接して連続して流れる移動相に試料を添加して，試料成分と固定相および移動相に対する特性の差を利用して試料成分の分離を行う方法である。

　移動相に液体を用いたものを液体クロマトグラフィー，気体を用いたものをガスクロマトグラフィーと呼ぶ。クロマトグラフィーを行うために用いられる装置をクロマトグラフ，測定の結果を図に表したものをクロマトグラムともいう。

（1）クロマトグラフィーの分類

　クロマトグラフィーは，装置と移動相の種類，分離に影響する性質の違いなどから分類される。装置での分類には試料成分の分離をカラム（筒）内で行うカラムクロマトグラフィーと，ろ紙や薄層板などの平面上で行うクロマトグラフィーがある。

　また，移動相が液体であるか気体であるかによる分類や，移動相と固定相との間で生じる相互作用の違いによって，吸着・分配・イオン交換およびサイズ排除の各クロマトグラフィーのようにも分類できる。

（2）クロマトグラフィーによる試料成分の分離の原理

　クロマトグラフィーによる試料成分の分離の様子を図7-15に液体カラムクロマトグラフィーの例で示す。

　固定相をつめたカラム上部に試料を導入し，移動相溶媒を流す（展開）。

　移動相に分散した試料成分が固定相の間を移動する速度は，固定相と移動相とに対する試料成分の相対的な親和性（分配係数）により決まる。

　　分配係数 ＝ 固定相中の試料成分濃度 ／ 移動相中の試料成分濃度

　分配係数が大きい試料成分の場合，固定相にとどまる時間が相対的に長くなりゆっくり進む。一方，分配係数の小さい成分は速く移動する。したがって，カラムクロマトグラフィーでは分配係数の小さい成分から順に先端に到達し，流出することになる。

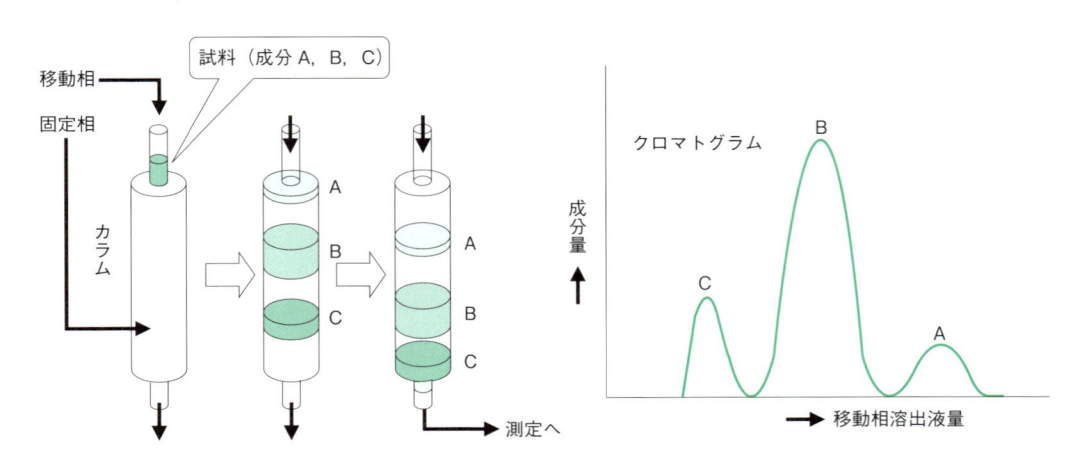

図7-15　液体カラムクロマトグラフィーとクロマトグラム

1 平面上で行うクロマトグラフィー

（1）ペーパークロマトグラフィー（PPC）

水を含んだろ紙を固定相，溶媒（展開剤）を移動相とするクロマトグラフィーで，試料を点着したろ紙を，図7-16のように移動相を入れた容器（展開槽）に吊り下げ，溶媒がろ紙上を上昇するとき試料成分が固定相と移動相に対する分配係数の差により分離する（展開）。

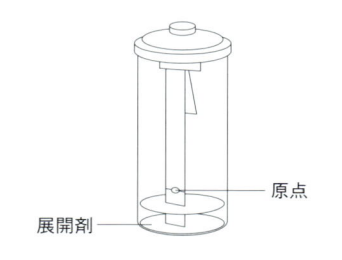

図7-16 ペーパークロマトグラフィー

（2）薄層クロマトグラフィー（TLC）

ろ紙の代わりにガラス板にシリカゲル（固定相）を薄層状に塗布したものを用い，試料を点着した後，図7-17のように展開槽に入れ，展開する。試料成分は固定相への吸着の強さと移動相溶媒への溶解性の差により分離する。

PPCやTLCの展開終了後，用いたろ紙や薄層板は溶媒除去のため乾燥する。分離した成分の位置が肉眼で認められない場合，一般的には適当な呈色試薬（発色剤）をスプレーで一様に噴霧し，必要であればさらに加熱し，分離成分のスポットを呈色させる。

試料と標準物質を同一のろ紙や薄層板に点着し，展開・呈色させ，標準物質との移動度を比較することで分離した成分の定性ができる。

試料成分の移動度は移動相溶媒の移動距離に対する分離した成分の移動距離の比（Rf値）で表される（図7-18）。

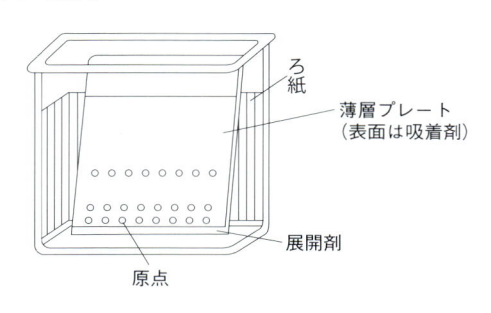

図7-17 薄層クロマトグラフィー

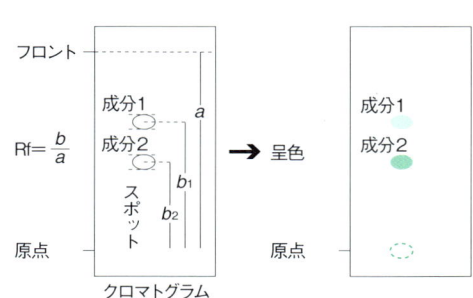

図7-18 Rf値の測定

2 カラムクロマトグラフィー

(1) 液体カラムクロマトグラフィー（LC）

図7-15に示したように，カラムに固定相を詰め，試料を導入し，移動相溶液で試料成分の分配係数の差の順に流出（溶離）分離させる。分離した各成分は一定量づつ分取し，試料導入時から溶離に必要とした移動相溶液の量や，カラムを通り抜けるのに要した時間（保持時間）と分離した各成分の量がクロマトグラムとして表される。

(2) 高速液体クロマトグラフィー（HPLC）

装置の構成は，移動相溶液を安定した圧力で送液ができるポンプ，固定相に当たるシリカゲル微粒子などをステンレス製のカラムに均一に詰めたカラムおよび検出器からなり，試料導入部から試料を注入し，高圧力で移動相を一定条件で送液し，分離時間の短縮と分離精度を改善した装置である（図7-19）。

分離した成分は，その性質に応じて光学的性質（吸光度など）や電気的性質により連続的に検出され，自動的にクロマトグラムとして作成できる。

クロマトグラフィーの条件が同じであれば，同じ成分は溶出までの保持時間が一定になり，そのピーク面積は量に比例することから，有機化合物の分離・同定や定量に用いられる。

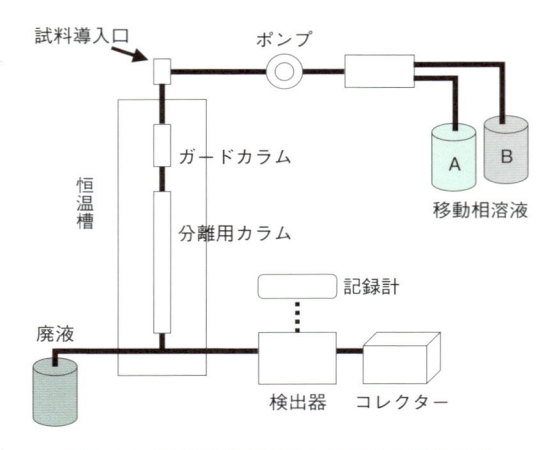

図7-19 高速液体クロマトグラフの基本構成

(3) 液体クロマトグラフ質量分析計（LC-MS）

液体クロマトグラフ（LC）と，試料をイオン化し生成したイオンをその質量によって分離検出できる質量分析計（MS）を接続した装置をいう（図7-20）。LCの保持時間とMSによる質量スペクトルから化合物の定性・同定分析ができる。

LCで分離された試料成分は，イオン化部の高電場中に噴霧されイオン化され，質量分離部で質量別に分離され，検出部で増幅された電気信号とする。得られた質量スペクトルから，分子量や構造などの情報が得られる。

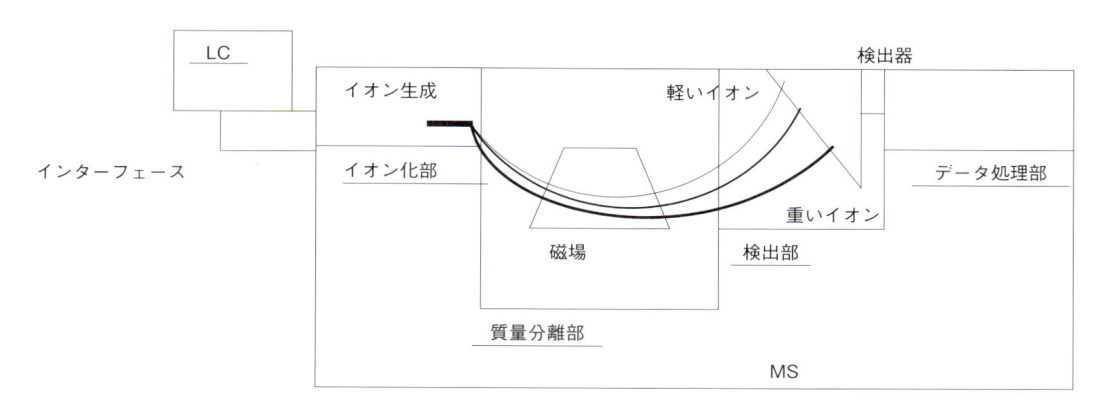

図7-20　LC-MSの基本構成

3 ガスクロマトグラフィー（GC）

　気体を移動相（キャリアー）とするカラムクロマトグラフィーである。
　固定相カラムには，ガラスやステンレス製カラム（内径2～4mm，長さ数mまで）にシリカゲル（吸着型）や液相薄膜で覆った無機質（分配型）を詰めた充填カラム（パックドカラム）と，中空構造をした溶融石英製カラム（内径1mm以下，長さ数10m以上）で，内壁をシリコンオイルなどの液体固定相でコーティングした開管カラム（キャピラリーカラム）がある。
　キャピラリーカラムは充填カラムに比べ分離能が高く，高感度で多成分分離に有効である。
　試料は加熱により気化する物質で，操作時の温度で安定な物質に限られる。
　試料は試料導入口からカラム内に注入され，加熱・気化され，キャリアーガス（ヘリウムなどの不活性ガス）によりカラムに入る。
　カラム内で成分に分離され，出口に設けた検出器で感知する。
　検出器には，水素炎を利用したもの，熱伝導率によるものなどがある。
　試料導入から成分が検知できるまでの時間（保持時間）で成分の性質を，標準物質との量比で量を測定することができる。

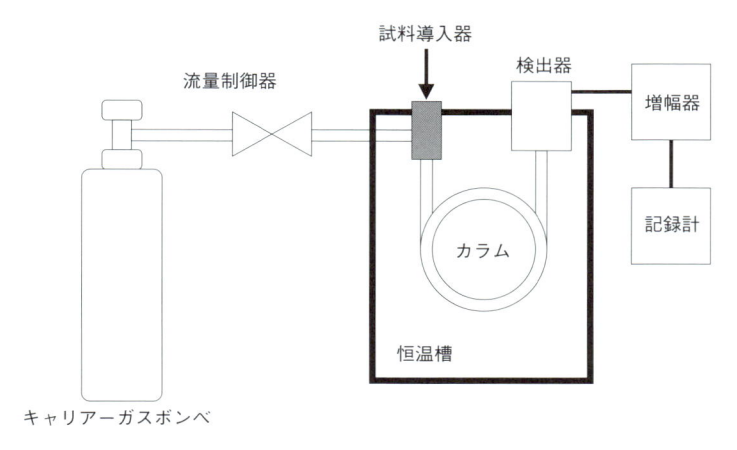

図7-21　ガスクロマトグラフの基本構成

4 ガスクロマトグラフ質量分析計（GC−MS）

　ガスクロマトグラフ（GC）と質量分析計（MS）を結合した装置で，GCとMSの圧力調整とGCからのキャリアーガスを除去する目的でGCとMSの間にインターフェースを設けている。
　MSをGCの検出器として使うことで，GCで分離した成分を同定することが容易にできる。

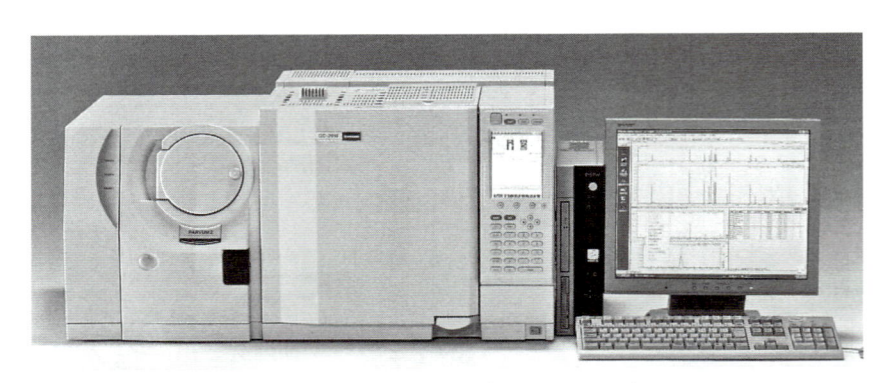

図7-22　ガスクロマトグラフ質量分析計

6. 電気泳動

　荷電した分子やイオンを電場（電気力が生じている場）の中に置くと，その分子やイオンは自身の荷電と反対の極に向かって移動する。この現象を電気泳動という（図7-23）。移動速度の差は分子の電荷の程度や支持体との相互作用などさまざまな条件で変えることができる。

　この現象を利用したのが電気泳動法で，物質がもっている電気的性質や分子の大きさ，形状などの特性でたんぱく質や核酸などの生体成分の分離をする。

　たんぱく質であれば分子量や等電点が，核酸であればやはり分子量や形状などの情報が得られるとともに，精製や純度の確認，また分取もできる。

　電気泳動法には多くの種類があるが，汎用されるゲル電気泳動法とキャピラリー電気泳動法を示す。

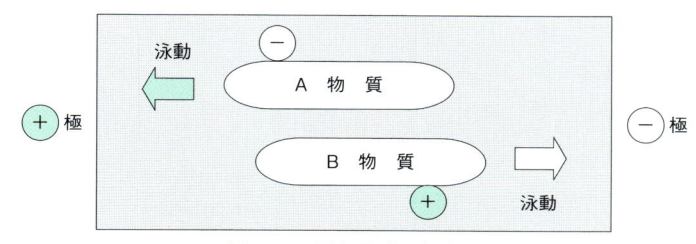

図7-23　電気泳動の概念図

1 ゲル電気泳動

平板状の不活性なゲル（アガロース・アクリルアミド製など）を支持体として試料を帯状に乗せ，両端を電解槽に浸し，電圧を付加することで，荷電した成分はそれぞれの対極に引かれ分離する。

（1）SDS-ポリアクリルアミド電気泳動法（SDS-PAGE）

試料たんぱく質中のS-S結合をメルカプトエタノールなどの還元剤で切断し，ドデシル硫酸ナトリウム（SDS）を加えて複合体とする。SDSはたんぱく質の大きさと定量的に複合体を形成し，分子の大きさに比例した量のSDSが結合する。

☞PAGE：polyacrylamide gel electrophoresis

このたんぱく質をポリアクリルアミドゲルに乗せ，電気泳動することで，ポリアクリルアミドの分子篩効果で，分子量の小さいたんぱく質ほど移動速度が大となる。

泳動後は，たんぱく質を試薬で染色し，泳動位置をたんぱく質のバンドとして検出できる（図7-24）。

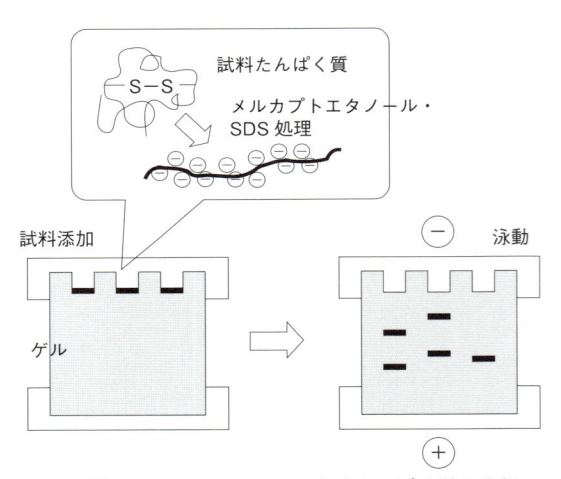

図7-24 SDS-PAGEによるたんぱく質の分析

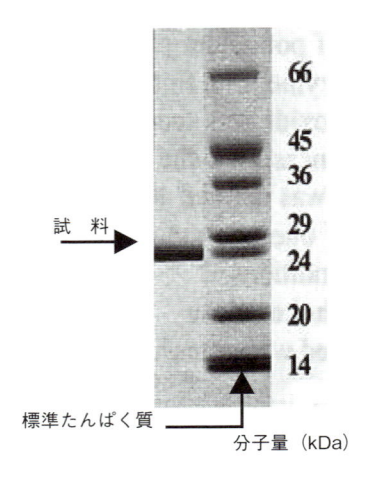

図7-25 SDS-PAGEによる分子量測定の泳動結果

分子量がわかっている標準たんぱく質を試料たんぱく質と同時に電気泳動すれば，泳動度と分子量の関係から試料の分子量を知ることができる（図7-25）。

（2）等電点電気泳動

たんぱく質の等電点（pI）を利用し目的たんぱく質の分離や等電点を測定する目的で行う。泳動ゲル中にアンホライトなどの両性担体を添加し，pHの勾配を形成する。サンプルを添加し，電気泳動を行うとたんぱく質はそれぞれの電荷の和がゼロになるpH（pI）まで泳動する。

2 キャピラリー電気泳動

　シリカ製の細管(キャピラリー管:内径100μm以下で長さ80cmほど)に緩衝液を満たし,一方の端に試料を注入する。両端に高電圧をかけると試料中の各成分は電位勾配により分離し細管中を移動する。分離した各成分が検出器を通過するとき電気的に物質を感知し,グラフに成分分布を表すことができる(図7-26)。

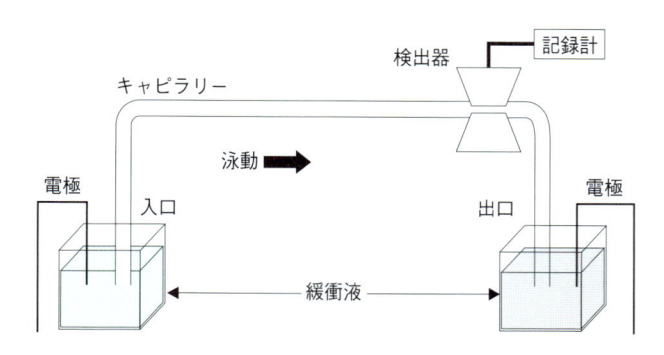

図7-26　キャピラリー電気泳動の基本構成

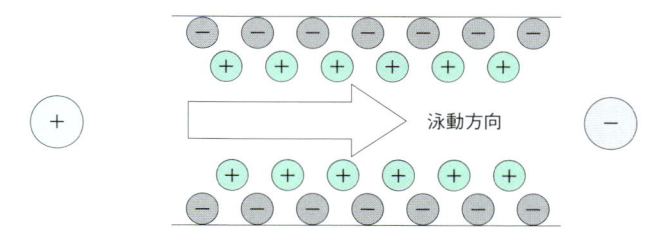

図7-27　キャピラリーと内部電荷分布

　シリカ製のキャピラリー(図7-27)はその内部表面はマイナス電荷をもっている。このマイナス電荷は溶液中の陽イオンで中和され,二重層を形成している。そのため,内部の液の流れは常にマイナス側に流れる。これにより試料成分中のマイナス電荷をもった成分もキャピラリー内をマイナス側に移動していき,検出器(UVや蛍光を感知)を通過するとき検出される。

　キャピラリー内を溶液にするかゲルにするかで,さまざまな電気泳動が可能である。高分子溶液で満たせば分子篩としての分離が,さまざまな等電点をもつ電解質と試料を加えれば等電点での分離などができる。

文　献

第2章　食品成分の性質と変化

1．水分活性の測定
● 参考文献
- 厚生労働省監修：食品衛生検査指針　理化学編　2005，日本食品衛生協会，2005

2．アミノ酸・たんぱく質に関する実験
● 参考文献
- 菅原龍幸・青柳康夫編著：新版食品学実験書，建帛社，2002
- 長谷川喜代三：食物・栄養科学シリーズ19　食品分析，培風館，1993
- 小原哲二郎・津郷友吉：食品の化学実験，地球社，1977
- 滝田聖親ほか：新基礎食品学実験書，三共出版，2007

3．脂質に関する実験
● 参考文献

1
- 岡本　奨：新版食品化学用語辞典，建帛社，1999
- 広田　望編：新版食品学実験，地球社，1995

2
- 飯森和代・仮屋園璋・草野幸子・松岡麻男・松本富子：改訂食品学実験ノート，建帛社，1999

4．炭水化物に関する実験
● 参考文献
- 江角彰彦：食品学総論実験－実験で学ぶ食品学－，同文書院，2007
- 福井作蔵：還元糖の定量法　第2版，学会出版センター，1990

5．ビタミンCに関する実験
● 参考文献
- 全国調理師養成施設協会編：食品標準成分表　五訂増補版，全国調理師養成施設協会，2008
- 渡辺達夫・森光康次郎：健康を考えた食品学実験，アイ・ケイコーポレーション，2004
- 安本教傳ほか編：五訂増補日本食品標準成分表分析マニュアル，建帛社，2006

6．無機質に関する実験
● 参考文献
- 安藤達彦・吉田宗弘編著：身のまわりの食品化学実験，三共出版，2003

7．食品の色素と変色
● 参考文献

1～6
- Jones, A.O., Pepo, E.M. and Middleton, G.: Abstracts of Papers Published in Other Journals Food and Drugs, *The Analyst*, 73, 561～563, 1948
- 立屋敷哲：演習溶液の化学と濃度計算－実験・実習の基礎－，丸善，2004

7～8
- 新・食品分析法編集委員会編：新・食品分析法，光琳，1996
- 菅原龍幸・前川昭男監修：新食品分析ハンドブック，建帛社，2000

8．その他の成分に関する実験
● 参考文献
- 藤田修三・山田和彦編著：食品学実験書，医歯薬出版，2002
- 日本食品分析センター編：五訂日本食品標準成分表　分析マニュアルの解説，中央法規，2004
- 安本教傳ほか編：五訂増補日本食品標準成分表分析マニュアル，建帛社，2006

第3章　食品の品質検査

1．魚介類の鮮度判定
● 参考文献
- 髙野克己・渡辺俊弘編著：図・フローチャート方式で理解する食品理化学実験書，三共出版，2007

2．卵の鮮度判定
  ●参考文献
  ・浅田祥司ほか：総合食品学実験，建帛社，1996
3．乳と乳製品の品質判定
  ●参考文献
  ・荒井綜一編：食品学実験，樹村房，1995

第4章　食品成分表の分析

1．試料の取り扱い
  ●参考文献
  ・文部科学省科学技術・学術審議会資源調査分科会食品成分委員会編：五訂増補日本食品標準成分表　分析マニュアル，国立印刷局，2005
  ・菅原龍幸・青柳康夫：新版食品学実験書，建帛社，2004

2．水　　分
  ●参考文献
  ・文部科学省科学技術・学術審議会資源調査分科会食品成分委員会編：五訂増補日本食品標準成分表　分析マニュアル，国立印刷局，2005
  ・日本食品工業学会食品分析法編集委員会編纂：食品分析法，光琳，1982
  ・厚生労働省監修：食品衛生検査指針　理化学編　2005，日本食品衛生協会，2005

3．たんぱく質
  ●参考文献
  ・安本教傳ほか編：五訂増補日本食品標準成分表分析マニュアル，建帛社，2006
  ・菅原龍幸・青柳康夫編著：新版食品学実験書，建帛社，2002
  ・日本食品分析センター編：五訂日本食品標準成分表分析マニュアルの解説，中央法規出版，2001
  ・文部科学省編：五訂増補日本食品標準成分表　分析マニュアル，国立印刷局，2005
  ・渡辺達夫・森光康次郎編著：健康を考えた食品学実験，アイ・ケイコーポレーション，2004
  ・滝田聖親ほか：新基礎食品学実験書，三共出版，2007
  ・中谷延二・菊﨑泰枝編著：食品学実験，光生館，2007
  ・広田　望編：新版食品学実験，地球社，1995
  ・日本食品科学工学会新・食品分析法編集委員会編：新・食品分析法，光琳，1996

4．脂　　質
  ●参考文献
  ・安本教傳ほか編：五訂増補日本食品標準成分表分析マニュアル，建帛社，2006
  ・日本食品分析センター編：五訂日本食品標準成分表分析マニュアルの解説，中央法規出版，2001
  ・文部科学省編：五訂増補日本食品標準成分表　分析マニュアル，国立印刷局，2005
  ・広田　望編：新版食品学実験，地球社，1995

5．炭　水　化　物
  ●参考文献
  ・全国調理師養成施設協会編：食品標準成分表　五訂増補版，全国調理師養成施設協会，2008
  ・安本教傳ほか編：五訂増補日本食品標準成分表分析マニュアル，建帛社，2006

6．灰分と無機質
  ●参考文献
  1～3
  ・高木誠司：定量分析の実験と計算　第二巻，共立出版，1956
  ・日本食品工業学会食品分析法編集委員会編：食品分析法，光琳，1982
  ・菅原龍幸・青柳康夫：新版食品学実験書，建帛社，2004
  ・厚生労働省監修：食品衛生検査指針　理化学編　2005，日本食品衛生協会，2005

  4～6
  ・安本教傳ほか編：五訂増補日本食品標準成分表分析マニュアル，建帛社，2006
  ・日本食品分析センター編：五訂日本食品標準成分表分析マニュアルの解説，中央法規出版，2001
  ・文部科学省編：五訂増補日本食品標準成分表　分析マニュアル，国立印刷局，2005

- 渡辺達夫・森光康次郎編著：健康を考えた食品学実験，アイ・ケイコーポレーション，2004
- 江角彰彦：食品学総論実験，同文書院，2007
- 滝田聖親ほか：新基礎食品学実験書，三共出版，2007
- 山本勇麓：比色分析増補版，共立出版，1979
- 上野景平：入門キレート化学，南江堂，1991
- 日本薬学会編：衛生試験法・注解，金原出版，1990

第5章　官能検査
● 参考文献
- 日科技連官能検査委員会編：新版官能検査ハンドブック，日科技連，2002
- 佐藤　信：統計的官能検査法，日科技連，2003
- 佐藤　信：官能検査入門，日科技連，2003
- 日本フードスペシャリスト協会編：食品の官能評価・鑑別演習，建帛社，2003
- 菅原龍幸・前川昭男監修：新食品分析ハンドブック，建帛社，2000

第6章　食品の物性
● 参考文献
- 荒井綜一編：食品学実験，樹村房，1995

第7章　分析機器の原理
1．吸光分析
● 参考文献
- 澤田　清編：若手研究者のための機器分析ラボガイド，講談社，2006

2．蛍光分析
● 参考文献
- 長島珍男：工学のための分析化学，サイエンス社，2004

3．炎光分析
● 参考文献
- 中澤裕之監修：最新機器分析学，南山堂，2000

4．原子吸光分析
● 参考文献
- 保母敏行・小熊幸一編：理工系　機器分析の基礎，朝倉書店，2001

5．クロマトグラフィー
● 参考文献
- 赤岩英夫編：機器分析入門，掌華房，2005

6．電気泳動
● 参考文献
- 中澤裕之監修：最新機器分析学，南山堂，2000

参考表

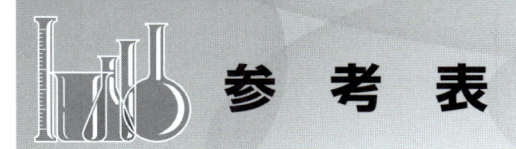

1 元素の周期律と原子量

周期 \ 族	I a	I b	II a	II b	III a	III b	IV a	IV b	V a	V b	VI a	VI b	VII a	VII b	VIII			0
1	1H 1.00794																	2He 4.0026
2	3Li 6.941		4Be 9.01218		5B 10.811		6C 12.011		7N 14.0067		8O 15.9994		9F 18.998403					10Ne 20.179
3	11Na 22.98977		12Mg 24.305		13Al 26.98154		14Si 28.0855		15P 30.97376		16S 32.066		17Cl 35.453					18Ar 39.948
4	19K 39.0983	29Cu 63.546	20Ca 40.078	30Zn 65.39	21Sc 44.95591	31Ga 69.723	22Ti 47.88	32Ge 72.59	23V 50.9415	33As 74.9216	24Cr 51.9961	34Se 78.96	25Mn 54.9380	35Br 79.904	26Fe 55.847	27Co 58.9332	28Ni 58.69	36Kr 83.80
5	37Rb 85.4678	47Ag 107.8682	38Sr 87.62	48Cd 112.41	39Y 88.9059	49In 114.82	40Zr 91.224	50Sn 118.710	41Nb 92.9064	51Sb 121.75	42Mo 95.94	52Te 127.60	43Tc (98)	53I 126.9045	44Ru 101.07	45Rh 102.905	46Pd 106.4	54Xe 131.29
6	55Cs 132.9054	79Au 196.9665	56Ba 137.33	80Hg 200.59	57-71 ランタノイド元素	81Tl 204.383	72Hf 178.49	82Pb 207.2	73Ta 180.9479	83Bi 208.9804	74W 183.85	84Po (209)	75Re 186.207	85At (210)	76Os 190.2	77Ir 192.2	78Pt 195.08	86Rn (222)
7	87Fr (223)		88Ra (226)		89-103 アクチノイド元素													

ランタノイド元素	57La 138.91	58Ce 140.12	59Pr 140.908	60Nd (144)	61Pm (145)	62Sm 150.36	63Eu 151.96	64Gd 157.25	65Tb 158.925	66Dy 162.50	67Ho 164.930	68Er 167.26	69Tm 168.934	70Yb 173.04	71Lu 179.97
アクチノイド元素	89Ac (227)	90Th 232.038	91Pa (231)	92U 238.03	93Np (237)	94Pu (244)	95Am (243)	96Cm (247)	97Bk (247)	98Cf (251)	99Es (252)	100Fm (257)	101Md (258)	102No (259)	103Lr (260)

（注）（ ）内の値は半減期の最も長い同位体、またはまりよく知られた同位体の質量数である。

2 主な pH 指示薬

指示薬	酸性色	pH変色域	アルカリ性色	指示薬濃度	溶液
Thymol blue チモール ブルー	赤	1.2～2.8	黄	0.1 %	20%アルコール
Bromphenol blue ブロムフェノール ブルー	黄	3.0～4.6	紫	0.1 %	20%アルコール
Methyl orange メチル オレンジ	赤	3.1～4.5	黄橙	0.1 %	水
Congo red コンゴー レッド	青紫	3.0～5.0	赤	0.1 %	50%アルコール
Bromcresol green ブロムクレゾール グリーン	黄	3.8～5.4	青	0.1 %	20%アルコール
Methyl red メチル レッド	赤	4.2～6.3	黄	0.2 %	60%アルコール
Bromcresol purple ブロムクレゾール パープル	黄	5.2～6.8	紫	0.1 %	20%アルコール
Litmus リトマス	赤	5.0～8.0	青	0.2 %	水
Bromthymol blue ブロムチモール ブルー	黄	6.0～7.6	青	0.1 %	20%アルコール
Phenol red フェノール レッド	黄	6.6～8.2	赤	0.1 %	20%アルコール
Cresol red クレゾール レッド	黄	7.0～8.8	赤	0.1 %	20%アルコール
Thymol blue チモール ブルー	黄	8.0～9.6	青	0.1 %	20%アルコール
Phenolphthalein フェノールフタレイン	無	8.2～10.0	赤	0.1 %	60%アルコール
Arizarin yellow アリザリン イエロー	黄	10.1～12.0	藤色	0.1 %	水
Arizarin blue S アリザリン ブルー エス	緑	11.0～13.0	青	0.05%	20%アルコール

3 日本食品標準成分表の分析法 （出典：日本食品標準成分表2015年版（七訂））

一般成分の測定法

成　　分	測　定　法
水　　分	常圧加熱乾燥法，減圧加熱乾燥法，カールフィッシャー法または蒸留法。 ただし，アルコールまたは酢酸を含む食品は，乾燥減量からアルコール分または酢酸の重量をそれぞれ差し引いて算出。
たんぱく質	改良ケルダール法または燃焼法（改良デュマ法）によって定量した窒素量に，「窒素-たんぱく質換算係数」（表4-2，p.102）を乗じて算出。 なお，コーヒーはカフェインを，ココアおよびチョコレート類はカフェインおよびテオブロミンを別に定量し，これら由来の窒素を差し引いてから算出。野菜類はサリチル酸添加改良ケルダール法で硝酸態窒素を含む全窒素量を定量し，別に定量した硝酸態窒素を差し引いてから算出。茶類はカフェイン由来の窒素量および硝酸態窒素を差し引いてから算出。
脂　　質	ジエチルエーテルによるソックスレー抽出法，クロロホルム－メタノール混液抽出法，レーゼ・ゴットリーブ法または酸分解法。
炭水化物*	差引き法（水分，たんぱく質，脂質および灰分等の合計（g）を100gから差し引く）。硝酸イオン，アルコール分，酢酸，ポリフェノール（タンニンを含む），カフェインまたはテオブロミンを多く含む食品や，加熱により二酸化炭素等が多量に発生する食品ではこれらも差し引いて算出。
灰　　分	直接灰化法（550℃）

* 魚介類，肉類および卵類のうち原材料的食品：アンスロン－硫酸法

脂肪酸，コレステロール，食物繊維の測定法

成　　分	試料調製法	測　定　法
脂　肪　酸	脂質抽出後，エステル化	水素炎イオン化検出－ガスクロマトグラフ法
コレステロール	けん化後，不けん化物を抽出分離	水素炎イオン化検出－ガスクロマトグラフ法
食　物　繊　維	脂質含量が5％以上のものは脱脂処理	酵素－重量法（プロスキー変法） または酵素－重量法（プロスキー法）

無機質の測定法

成　　　分	試料調製法	測　定　法
ナトリウム，カリウム	希酸抽出法または乾式灰化法	原子吸光光度法，誘導結合プラズマ発光分析法
鉄*，亜鉛**，銅**，マンガン	乾式灰化法	原子吸光光度法，誘導結合プラズマ発光分析法
カルシウム***，マグネシウム	乾式灰化法	原子吸光光度法，誘導結合プラズマ発光分析法
リ　　ン	乾式灰化法	バナドモリブデン酸吸光光度法，モリブデンブルー吸光光度法，誘導結合プラズマ発光分析法
ヨウ素	アルカリ抽出法	誘導結合プラズマ質量分析法
セレン，クロム，モリブデン	マイクロ波による酸分解法	誘導結合プラズマ質量分析法

　　* 一部，オルトフェナントロリン吸光光度法
　** 微量の場合は，キレート抽出による濃縮後，原子吸光光度法
*** 一部，過マンガン酸カリウム容量法

ビタミンの測定法

成　　　分	試料調製法	測　定　法
レチノール	けん化後，不けん化物を抽出分離，精製	ODS系カラムと水－メタノール混液による紫外部吸収検出－高速液体クロマトグラフ法
α－カロテン，β－カロテン，β－クリプトキサンチン	ヘキサン－アセトン－エタノール－トルエン混液抽出後，けん化，抽出	ODS系カラムとアセトニトリル－メタノール－テトラヒドロフラン－酢酸混液による可視部吸収検出－高速液体クロマトグラフ法
チアミン（ビタミンB_1）	酸性水溶液で加熱抽出	ODS系カラムとメタノール－0.01mol/Lリン酸二水素ナトリウム－0.15mol/L過塩素酸ナトリウム混液による分離とポストカラムでのフェリシアン化カリウムとの反応による蛍光検出－高速液体クロマトグラフ法
リボフラビン（ビタミンB_2）	酸性水溶液で加熱抽出	ODS系カラムとメタノール－酢酸緩衝液による蛍光検出－高速液体クロマトグラフ法
アスコルビン酸（ビタミンC）	メタリン酸溶液でホモジナイズ抽出，酸化型とした後，オサゾン生成	順相型カラムと酢酸-n-ヘキサン－酢酸エチル混液による可視部吸光検出－高速液体クロマトグラフ法
カルシフェロール（ビタミンD）	けん化後，不けん化物を抽出分離	順相型カラムと2－プロパノール-n-ヘキサン混液による分取高速液体クロマトグラフ法の後，逆相型カラムとアセトニトリル－水混液による紫外部吸収検出－高速液体クロマトグラフ法
トコフェロール（ビタミンE）	けん化後，不けん化物を抽出分離	順相型カラムと酢酸-2-プロパノール-n-ヘキサン混液による蛍光検出－高速液体クロマトグラフ法
フィロキノン類，メナキノン類（ビタミンK）	アセトンまたはヘキサン抽出後，精製	還元カラム－ODS系カラムとメタノールまたはエタノール－メタノール混液による蛍光検出－高速液体クロマトグラフ法
ナイアシン	酸性水溶液で加圧加熱抽出	*Lactobacillus plantarum* ATCC8014による微生物学的定量法
ビタミンB_6	酸性水溶液で加圧加熱抽出	*Saccharomyces cerevisiae* ATCC9080による微生物学的定量法
ビタミンB_{12}	緩衝液およびシアン化カリウム溶液で加熱抽出	*Lactobacillus delbrueckii* subsp. *lactis* ATCC7830による微生物学的定量法
葉　酸	緩衝液で加圧加熱抽出後，プロテアーゼ処理，コンジュガーゼ処理	*Lactobacillus rhamnosus* ATCC7469による微生物学的定量法
パントテン酸	緩衝液で加圧加熱抽出後，アルカリホスファターゼ，ハト肝臓アミダーゼ処理	*Lactobacillus plantarum* ATCC8014による微生物学的定量法
ビオチン	酸性水溶液で加圧加熱抽出	*Lactobacillus plantarum* ATCC8014による微生物学的定量法

さくいん

A〜Z

AV	36
Aw	18
DPPH	86
F	6
HPLC	53
ICP発光分析	144
IV	32
K値	88
mol/L	5
Newell & MacFarlaneの検定表	132
O/W	38
ppm	5
ppb	5
ppt	5
pH	14
pHメーター	14
POV	34
Rf値	68, 149
SD法	127
SDS-ポリアクリルアミド電気泳動法	154
SV	30
TBA価	37
V/V%	5
W/W%	5
W/V%	5
W/O	38

あ

揚げ油の劣化	37
アスコルビナーゼ	57
アスコルビン酸標準溶液	57
アミノ-カルボニル反応	72
アミノ酸の定量	20
アミノ態窒素の定量	26
アルコール試験	93
アルブミン	22
アルミニウム箔法	100
アンスロン-硫酸法	108
安全ピペッター	3
アントシアン色素	64
アントシアンの抽出	65

い

1：2点比較法	127
一兆分率濃度	5
一対比較法	127
インドフェノール法	52, 56

う・え

ウイイス法	32
エーテル抽出物	106
液体カラムクロマトグラフィー	150
液体クロマトグラフィー	148
液体クロマトグラフ質量分析計	15, 150
エタノールの定量	84
エマルション	38
塩化ナトリウム標準溶液	6
塩基性	14
炎光分析	144
炎光分光光度計	145
炎光分光光度法	125
円錐4分法	95

お

オサゾン	52
オストワルド粘度計	136

か

外観検査	90
過酸化物価	34
ガスクロマトグラフィー	148, 151
ガスクロマトグラフ質量分析計	152
カゼインの分離	24
割卵検査	90
過マンガン酸カリウム滴定法	10, 116
ガラス容器	3
カラムクロマトグラフィー	148
カラメル	70
カリウムの定量	124
カルシウムの定量	116
カルシウム量の測定	62, 63
カロテノイド	68
還元型ビタミンC	56
還元糖の定量	42
乾式灰化法	115
乾燥助剤添加法	99
官能検査	126
官能検査室	126

き

危険率	129
キサントプロテイン反応	21
基底状態	142
帰無仮説	129
キャピラリー電気泳動	155
吸光光度法	140
牛乳	92
牛乳の鮮度判定	92
魚介類のATP分解経路	88
魚介類の鮮度判定	88
キレート滴定	61

く

グルテリン	22
グルテン	22
グロブリン	22
クロマトグラフ	148
クロマトグラフィー	148
クロマトグラム	148
クロロフィル	80
クロロホルム-メタノール混液抽出法	106

け

蛍光光度計	142
蛍光分析	142
鶏卵	90
ケルダール法	102
ゲル電気泳動法	154
ケン化価	30
原子吸光分光光度計	147
原子吸光分析	146
原子吸光法	121, 124
原子スペクトル分析	144
検量線	15

こ

抗酸化活性の測定	86
硬水	62
高速液体クロマトグラフィー	150
酵素的褐変	76
硬たんぱく質	22
硬度	62
高メトキシルペクチン	50
コンウェイ法	19

さ

最小二乗法	15
差し引きによる炭水化物	110
酸化	36
酸化還元滴定	10
酸性	14
3点識別・嗜好試験	130
3点比較法	127
酸分解法	106

し

嗜好型官能検査	126
指示薬	7
試料採取	94
実験のバラツキ	17
実験ノート	1
質量/体積（重量/容量）パーセント	5
質量（重量）パーセント	5
自動酸化	34
十億分率濃度	5
シュウ酸ナトリウム標準溶液	6
縮分	95
順位法	127
消光	143
脂溶性色素の抽出	68
賞味期限	90
食塩の定量	59
食品の褐変	73
食品の物性	136
食味評価	126
食物繊維	111
試料の取り扱い	94
試料の保存	96
試料調製	95
試料びん	96
新鮮卵	90

す

水素イオン指数	14
水中油滴型	38
水分活性	18
水分活性計	19
水分測定	96
水溶性食物繊維含量	113
数値の丸め方	16
ストレッカー分解	73

せ

セミ・ミクロケルダール法	102
セリワノフ反応	41
全糖の定量	44,109

そ

測容器	3
粗脂肪	106
粗たんぱく質	102
──の定量	101
ソックスレー抽出法	106
粗灰分	114

ソモギー反応	49
ソモギー法	42

た

体積（容量）パーセント	5
対立仮説	129
卵の鮮度判定	90
卵アルブミンの分離	25
炭酸ナトリウム標準溶液	6
炭水化物算出法	110
たんぱく質の定量	20,120
たんぱく質の分離	22

ち

窒素-たんぱく質換算係数	102
チャーニング	38
中性	14
中和滴定	7,82
直接灰化法	114
直接法	98
沈殿滴定	13

て

低メトキシルペクチン	50
滴定	7
テクスチャー	138
テクスチャー曲線	138
テクスチュロメーター	138
鉄の定量	121
電気泳動法	153
電気加熱法	147
電子天秤	4
転相	38
でん粉の調製	46
でん粉の分離	46
でん粉粒の顕微鏡観察	47

と

等電点	24
等電点電気泳動	154
当量点	7
糖類の定性	40

な

ナスニン	64
ナトリウムの定量	124
軟水	62

に

ニクロム酸カリウム標準溶液	6

2項分布	129
2点識別・嗜好試験	129
2点比較法	127
乳等省令	92
ニンヒドリン反応	21

ね

粘性	136
粘性係数	137
粘性率	136
粘度	136

は

パーセント濃度	5
バーフォード反応	41
灰分	114
ハウ・ユニット	90
薄層クロマトグラフィー	49,68,149
バナドモリブデン酸吸光光度法	119
パネル	126
万能pH試験紙	14

ひ

ビアール反応	41
ビウレット反応	21,27
非酵素的褐変反応	73
比色法	87
ビタミンCの定量	52
ヒドラジン法	52
ピペット類	3
百万分率濃度	5
ビュレット	4
評価尺度法	127
表計算ソフト	15
標準溶液	6
標準曲線	15
標準誤差	17
標準偏差	17
評点法	127

ふ

1,10-フェナントロリン比色法	121
フェノール・硫酸法	44
浮秤法	84
不溶性食物繊維含量	113
フラボノイド	66
フレーム発光分析	144
プロスキー変法	111
プロラミン	22
分光光度計	140

分析型官能検査	126				
分配係数	148				

へ

平均値	17
ペーパークロマトグラフィー	149
ペクチンのゲル化	51
ペクチンの分離	50
ペクチン酸	50
ベネジクト反応	41
ヘム色素	78

ほ

ホールピペット	3
ホプキンス-コール反応	21
ポリフェノール	66
ポリフェノールオキシダーゼ	76
ホルモル滴定	27

ま

マイクロプレート	140
マイクロプレートリーダー	143
マグネシウム量の測定	62

み・む

ミオグロビン	78
味覚テスト	126
水の分析	61
無機質	114

め

メイラード反応	73
メスピペット	3
メスフラスコ	4
メラノイジン	73

も

モーリッシュ反応	41
モール法	59
モル濃度	5
モル分率	5

ゆ

有意水準	129
有機酸の定量	82
有効数字	16
油中水滴型	38

よ

溶液濃度	5
ヨウ素価	32
ヨウ素滴定	11
ヨウ素でん粉反応	41, 48, 49
容量分析	7
余色	140

ら

ラジカル捕捉活性の測定	87
卵黄	90
卵黄係数	90
卵質係数	90
卵白	90
卵白係数	90
ランベルト・ベールの法則	140

り

力価	6
硫化鉛反応	21
リンの定量	119

れ・ろ

励起状態	142
レーゼゴットリーブ法	106
レオロジー	136
レサズリン試験	93
レポート	1
ローリー法	28

〔編著者〕
あおやぎ やすお
青柳 康夫（女子栄養大学 名誉教授）
ありた まさのぶ
有田 政信（元東京家政大学家政学部 教授）

〔執筆者〕（五十音順）
えびづか ひろこ
海老塚広子（東京家政大学家政学部 講師）
おじま ふみひろ
小嶋 文博（仙台白百合女子大学人間学部 教授）
かわばた やすゆき
川端 康之（大阪樟蔭女子大学健康栄養学部 教授）
たけやま えみこ
竹山恵美子（昭和女子大学生活科学部 教授）
なかがわ さだと
中川 禎人（元広島女学院大学 非常勤講師）
なかがわら しゅんじ
中河原俊治（藤女子大学人間生活学部 教授）
ふくしま まさこ
福島 正子（昭和女子大学 名誉教授）
ませ たみお
間瀬 民生（椙山女学園大学 名誉教授）
みやけ よしあき
三宅 義明（愛知淑徳大学健康医療科学部 教授）
もぎ ひでき
茂木 秀喜（イセたまご研究所，元人間総合科学大学人間科学部 准教授）

Nブックス 実験シリーズ
食品学実験

2009年（平成21年） 4月 1日　初 版 発 行
2021年（令和 3年）12月15日　第13刷発行

編著者　青 柳 康 夫
　　　　有 田 政 信
発行者　筑 紫 和 男
発行所　株式会社 建 帛 社
　　　　KENPAKUSHA

〒112-0011　東京都文京区千石4丁目2番15号
　　　　　　TEL (03) 3944－2611
　　　　　　FAX (03) 3946－4377
　　　　　　https://www.kenpakusha.co.jp/

ISBN 978-4-7679-0381-1 C3047　　　文唱堂印刷／常川製本
© 青柳康夫，有田政信ほか，2009.　　　Printed in Japan
（定価はカバーに表示してあります）

本書の複製権・翻訳権・上映権・公衆送信権等は株式会社建帛社が保有します。
JCOPY 〈出版者著作権管理機構 委託出版物〉
本書の無断複製は著作権法上での例外を除き禁じられています。複製される
場合は，そのつど事前に，出版者著作権管理機構（TEL 03-5244-5088，
FAX 03-5244-5089，e-mail：info@jcopy.or.jp）の許諾を得て下さい。